PERFEKTE
FITNESS-GYMNASTIK

MIT DEN BESTEN ÜBUNGEN
ZUR OPTIMALEN FORM

Gritt Ockert

PERFEKTE **FITNESS-GYMNASTIK**

MIT DEN BESTEN ÜBUNGEN
ZUR OPTIMALEN FORM

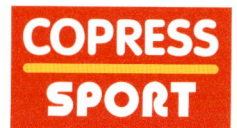

Die Autorin

Gritt Ockert, Jahrgang 1968, ist ausgebildete Diplom-Sportlehrerin, Sportjournalistin, Fitness- und Aerobic-Trainerin. Heute ist sie als Journalistin, Moderatorin und Buchautorin tätig. Sie schreibt für verschiedene Zeitungen und Fachzeitschriften, für Agenturen und Pressedienste zu Themen aus den Bereichen Sport, Fitness, Wellness und Gesundheit sowie über neue Bewegungstrends. Von Gritt Ockert sind bereits zahlreiche Fitness-Bücher erschienen.

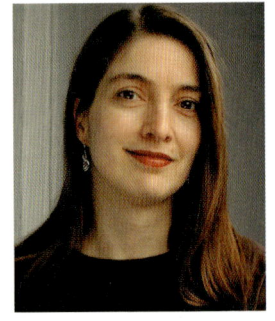

Bibliografische Information Der Deutschen Bibliothek
Die Deutsche Bibliothek verzeichnet diese Publikation in der Deutschen Nationalbibliografie; detaillierte bibliografische Daten sind im Internet über <http://dnb.ddb.de> abrufbar.

Produktion und Lektorat: Julia Niehaus, Berlin
Umschlaggestaltung: Stiebner Verlag/Studio Schübel, München
Titelfoto: Corbis Stock Market
Fotos Innenteil: Lichtbogen, Berlin
Grafik: Anneli Nau, München

© 2003 Copress Verlag
in der Stiebner Verlag GmbH, München
Printed in Germany
ISBN 3-7679-0838-7
www.copress.de

Inhalt

Anatomie und Physiologie

Wer erfolgreich ein neues Körpertraining starten möchte, sollte, noch bevor er sich mit Trainingsgrundlagen und -methoden auseinander setzt, darüber Bescheid wissen, welche Entwicklungen sportliches Training im Körper in Gang setzt. Anatomische und physiologische Kenntnisse versetzen den Übenden in die Lage, diese Prozesse nachzuvollziehen. Dadurch kann er besser verstehen, worauf es beim Training ankommt, wie man die gewünschten Veränderungen und Anpassungen tatsächlich erreicht und ab wann man seinem Körper mehr schadet, als ihm Gutes zu tun.

Im ersten Abschnitt des Theorieteils geht es daher um den menschlichen Körper und um die körperlichen Voraussetzungen, die jeder Mensch mitbringt. Unser Körper ist ein komplex zusammenwirkendes System. Man unterscheidet zwischen einem unbeweglichen (passiven) Teil und einem beweglichen (aktiven). Zum »passiven Bewegungsapparat« gehören das Skelett und die Gelenke. Als »aktiver Bewegungsapparat« werden die Muskeln und Sehnen, mit denen sie an den Knochen befestigt sind, bezeichnet. Da die Muskeln für die im praktischen Teil dieses Buch vorgestellte Fitness-Gymnastik von großer Bedeutung sind, liegt der Schwerpunkt dieser theoretischen Betrachtung auf Aufbau und Funktionsweise der Muskulatur.

I Der passive Bewegungsapparat

Die Knochen
Über 200 verschiedene Knochen, die durch Gelenke miteinander verbunden sind, bilden zusammen das Skelett des menschlichen Körpers. Sie weisen sehr unterschiedliche Formen auf: Es gibt lange (zum Beispiel Oberschenkelknochen), kurze (zum Beispiel Handwurzelknochen), platte und breite (zum Beispiel Schulterblatt) sowie unregelmäßig gestaltete Knochen (zum Beispiel Schädelknochen). Die langen Knochen werden auch Röhrenknochen genannt, weil sie mit Knochenmark gefüllte Hohl-

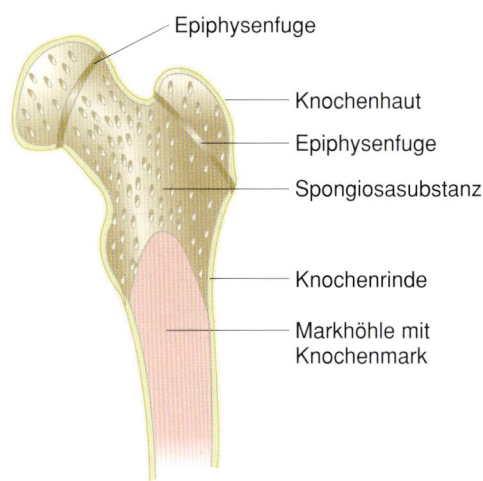

Epiphysenfuge

Knochenhaut

Epiphysenfuge

Spongiosasubstanz

Knochenrinde

Markhöhle mit
Knochenmark

Knochenaufbau

räume haben. Alle Knochen sind bis auf die Gelenkflächen und die
Ansatzstellen der Sehnen und Bänder von einer eng anliegenden Knochenhaut (Periost) umhüllt. Über sie wird der Knochen versorgt. Sie enthält
besondere Zellen (Osteoblasten), aus denen sich neue Knochenzellen
bilden. Diese tragen zum Wachstum und zur Regeneration der Knochen bei.

Ein Knochen stellt ein überaus festes, aber nicht unelastisches Gebilde
dar: Er setzt sich zusammen aus anorganischen Salzen und Mineralien
(hauptsächlich Kalzium), die seine Festigkeit und Härte ausmachen, und
aus organischer Masse (Knochenzellen und das Protein Ossium), die ihm
seine Flexibilität verleiht. In der Jugend ist der Anteil an organischer
Grundsubstanz höher, die Knochen sind elastischer. Im Alter erhöht sich
der Anteil an anorganischen Stoffen, die Knochen werden spröder.

Um den Körper zu stützen und gleichzeitig die Muskelkräfte zu trans-
formieren, besitzen Knochen mechanische Eigenschaften: Elastizität, Zug-
und Druckfestigkeit.

Die Gelenke

Die Knochen sind entweder fest oder beweglich miteinander verbunden.
Man unterscheidet »echte« und »unechte« Gelenke. Letztere werden
auch Fugen oder Haften genannt. Bei ihnen sind die Knochen durch ein
Füllmaterial miteinander verbunden. Entweder durch Knorpel, wie die
Schambeinhälften, oder durch Knochengewebe, wie es bei Kreuz- und
Steißbein der Fall ist. Schließlich können zwei Knochen auch über Binde-
gewebe miteinander verbunden sein. Eine so genannte Bandhafte
befindet sich zum Beispiel zwischen Schien- und Wadenbein. Fugen und
Haften ermöglichen nur eine geringe Bewegung. Knochen, die auf diese

Weise fest miteinander verbunden sind, dienen vor allem der Stabilisation des Skeletts.

Ein größeres Bewegungsausmaß gestattet ein »echtes« Gelenk. Zwar funktionieren nicht alle Gelenke gleich, es gibt aber einen charakteristischen Aufbau: Ein Gelenk besteht aus einem Gelenkkopf und einer Gelenkpfanne, die aufeinander passen. Gelenkkopf und Gelenkpfanne sind mit Knorpel überzogen. Dieser wirkt wie ein Stoßdämpfer, das heißt, er puffert stauchende Bewegungen ab und vermindert die Reibung. Zwischen Gelenkkopf und Gelenkpfanne befindet sich der Gelenkspalt. Eine Gelenkkapsel schützt beziehungsweise umschließt das Gelenk. Die innere Schicht der Gelenkkapsel, die Gelenkinnenhaut, sondert Gelenkschmiere (Synovia) ab, die den Gelenkspalt ausfüllt und als Gleitmittel dient. Einige Gelenke enthalten Gelenkbänder. Sie dienen der Bewegungsführung. Da es sich dabei um Vorrichtungen zur Einschränkung der Gelenkbeweglichkeit handelt, werden sie auch als Hemmungsbänder bezeichnet.

Je nach Form sind mit unterschiedlichen Gelenken unterschiedliche Bewegungen möglich. Man unterscheidet ein-, zwei- und drei- beziehungsweise vielachsige Gelenke. Beim Winkel- oder Scharniergelenk ist Beweglichkeit ausschließlich entlang einer Bewegungsachse möglich, deshalb sind nur zwei Bewegungen ausführbar: Beugung (Flexion) und Streckung (Extension). Beispiel für ein Scharniergelenk ist der Ellenbogen. Ei- oder Ellipsoidgelenke besitzen zwei Bewegungsachsen und können vier Bewegungen ausführen: Beugung und Streckung und Abspreizen und Anziehen (Abduktion und Adduktion). Ein Beispiel für ein Eigelenk ist das rumpfnahe Handgelenk. Ein Kugelgelenk bietet die größtmögliche Beweglichkeit. Drei Bewegungsachsen ermöglichen Bewegungen in sechs verschiedene Richtungen: Beugung und Streckung, Abspreizen und Anziehen und Einwärts- und Auswärtsdrehung (Pronation und Supination). Die besten Beispiele für Kugelgelenke sind das Hüftgelenk und das Schultergelenk.

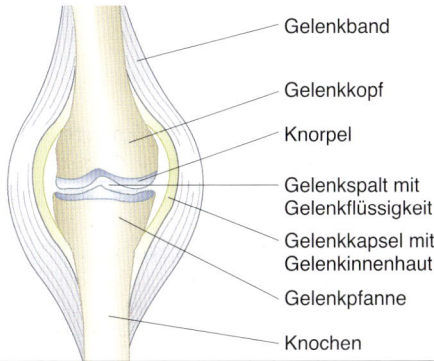

Gelenkband

Gelenkkopf

Knorpel

Gelenkspalt mit Gelenkflüssigkeit

Gelenkkapsel mit Gelenkinnenhaut

Gelenkpfanne

Knochen

Gelenkaufbau

▌ Der aktive Bewegungsapparat

Die Muskeln

Den aktiven Teil des Bewegungsapparates machen die Skelettmuskeln aus. Von den insgesamt über 600 Muskeln, die der Mensch besitzt, spielen nur die wenigsten keine Rolle für die Bewegung und Statik des Skeletts. Muskeln sind das »ausführende Organ« der gewünschten Bewegungen. Die gesamte Skelettmuskulatur macht einen beträchtlichen Teil des Körpergewichtes aus: Bei Frauen sind es etwa 35 Prozent, bei Männern 40 bis 45 Prozent. Bei einem 70 Kilogramm schweren Mann entfallen (im untrainierten Zustand) also etwa 30 Kilogramm allein auf die Muskelmasse. Zum Vergleich: Das Knochengerüst macht nur etwa zwölf Prozent aus.

Im Unterschied zur als »unwillkürlich« bezeichneten Organmuskulatur und zum Herzmuskel, die ohne unser Zutun unter der Kontrolle des autonomen Nervensystems ununterbrochen in Aktion sind, wird die Skelettmuskulatur als »willkürlich« bezeichnet, weil sie von uns über das zentrale Nervensystem bewusst gesteuert werden kann.

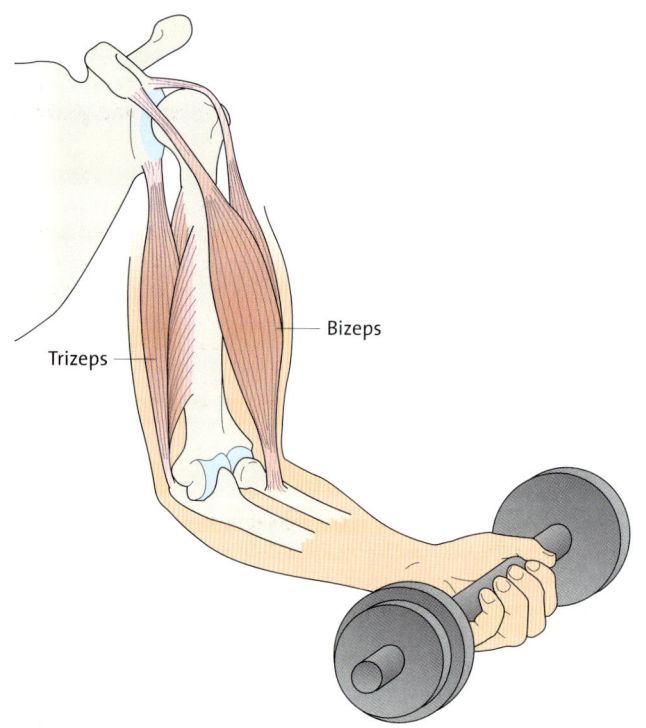

Bizeps

Trizeps

Zusammenspiel von Agonist und Antagonist

Wenn wir nicht gerade liegen, erfordert jede unserer Haltungen und Bewegungen die Betätigung von Muskeln. Der Muskel erzeugt die Bewegung durch seine Fähigkeit zur Kontraktion. Die Sehnen, über welche die Muskeln mit den Gelenken verbunden sind, übertragen Kraft und Bewegung auf die Knochen. Der entsprechende Körperteil kann sich bewegen.

Aber ein Muskel arbeitet niemals allein. Um eine Bewegung ausführen zu können, ist das Zusammenspiel mindestens zweier gegensätzlich wirkender Muskeln notwendig. So ein Paar bezeichnet man als Agonist (Spieler) und Antagonist (Gegenspieler). Beugt zum Beispiel der Bizeps (Armbeuger) den Unterarm im Ellenbogen, verlängert sich gleichzeitig der Gegenspieler Trizeps (Armstrecker auf der Rückseite des Oberarms). Soll der Unterarm wieder in eine gerade Position gebracht werden, muss der Trizeps arbeiten. Jetzt ist der Trizeps der Agonist, er streckt den Unterarm, während sich der Bizeps als Antagonist verlängert.

Häufig sind an der Ausführung einer Bewegung auch mehrere Muskeln beteiligt, die in die gleiche Richtung arbeiten. Diese Muskeln werden dann als Synergisten bezeichnet. Sie können ganze Muskelgruppen bilden, zum Beispiel die Gruppe der Bauchmuskeln. Die Gruppe der Rückenmuskeln können wiederum als Gegenspieler zur Gruppe der Bauchmuskeln angesehen werden. Solche gegensätzlichen Muskelgruppen sollten immer ungefähr gleich stark ausgebildet sein. Um muskuläre Dysbalancen zu vermeiden, werden Agonisten und Antagonisten immer gleichermaßen trainiert.

Ursprung und Ansatz

Ein Skelettmuskel ist aus mindestens drei verschiedenen Teilen zusammengesetzt: aus der Ursprungssehne, der Ansatzsehne und dem dazwischenliegenden Muskelbauch. Die rumpfnahe Befestigungsstelle am weniger beweglichen Skelettteil wird Ursprung genannt, die Sehne nennt sich Ursprungssehne. Die rumpfferne Befestigungsstelle nennt man Ansatz, die Sehne ist die Ansatzsehne. Manche Muskeln weisen mehrere Ursprünge auf. Sie werden mehrköpfige Muskeln genannt. Andere haben mehrere Ansatzsehnen und werden daher mehrschwänzig genannt. Es gibt auch Muskeln mit mehreren Bäuchen. Der Bizeps hat zwei, der Trizeps besitzt sogar drei Bäuche.

Obwohl die Muskeln während einer Bewegung ihre Gestalt ändern, lassen sich gewisse Formen unterscheiden: Deutlich unterscheidbar sind gefiederte und spindelförmige Muskeln. Gefiederte Muskeln befinden sich überwiegend am Rumpf, das heißt dort, wo etwas gestützt oder aufrecht gehalten werden muss. Zu ihnen gehören zum Beispiel alle Rücken- und Bauchmuskeln. Sie werden auch als Halte-, Kraft- oder Stabilisationsmuskeln bezeichnet. Spindelförmige Muskeln sind solche, welche die oberen und unteren Gliedmaßen bewegen. Sie werden deshalb auch als Aktions- oder Bewegungsmuskeln bezeichnet.

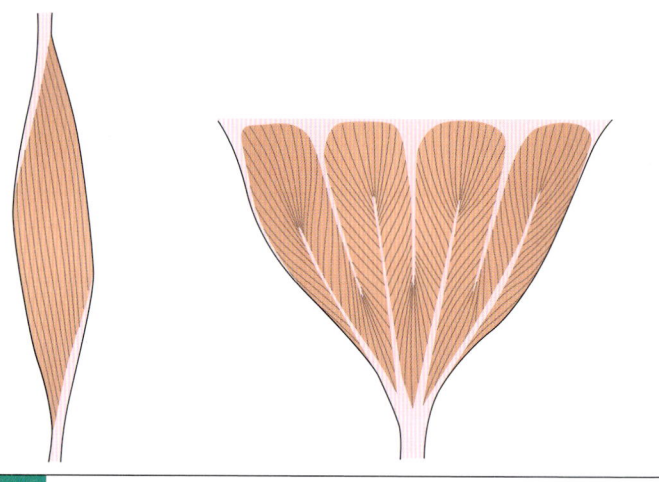

Spindelförmiger (links) und mehrfach gefiederter Muskel

Aufbau und Struktur

Der grundlegende Baustein eines Muskels ist die Muskelfaser, denn sie ist es, die vom zentralen Nervensystem zur Kontraktion angeregt wird.

Die Muskelfasern sind zu Muskelfaserbündeln zusammengeschlossen. Ein ganzer Muskel besteht aus vielen Muskelfaserbündeln, die von der Muskelfaszie umschlossen sind, einer festen Hülle, die den Muskel in seiner äußeren Form hält. Je größer ein Muskel, desto mehr Muskelfasern stecken darin.

Jeder Muskel ist mit Blutgefäßen und mit Nerven versorgt. Ein Nerv und die Muskelfasern, die er innerviert, werden als motorische Einheit bezeichnet. Die Anzahl der motorischen Einheiten, über die ein Muskel verfügt, ist sehr unterschiedlich. Je komplexer und genauer ein Muskel gesteuert werden muss, desto weniger Muskelfasern werden von einem Nerv versorgt.

Eine einzelne Muskelfaser besteht wiederum aus in Längsrichtung verlaufenden Strukturen, den Myofibrillen. Auch die Myofibrillen sind zu Bündeln zusammengefasst. Zieht man eine Myofibrille aus dem Bündel heraus, so erkennt man auf der gesamten Länge einzelne »Stücke«, Sarkomere. Innerhalb dieser Sarkomere findet der chemische Prozess statt, der die Kontraktion der Muskelfaser bewirkt.

In jedem Muskel finden sich unterschiedliche Fasertypen: »rote«, »langsam kontrahierende« Fasern und »weiße«, »schnell kontrahierende« Fasern. Außerdem gibt es auch noch eine Mischform von beiden Typen. Wie hoch der jeweilige Anteil eines Typs in einem Muskel ist, hängt von dessen Funktion ab. Halte- und Stützmuskeln weisen einen hohen Gehalt an langsam kontrahierenden Muskelfasern auf. Diese Muskelfaserart

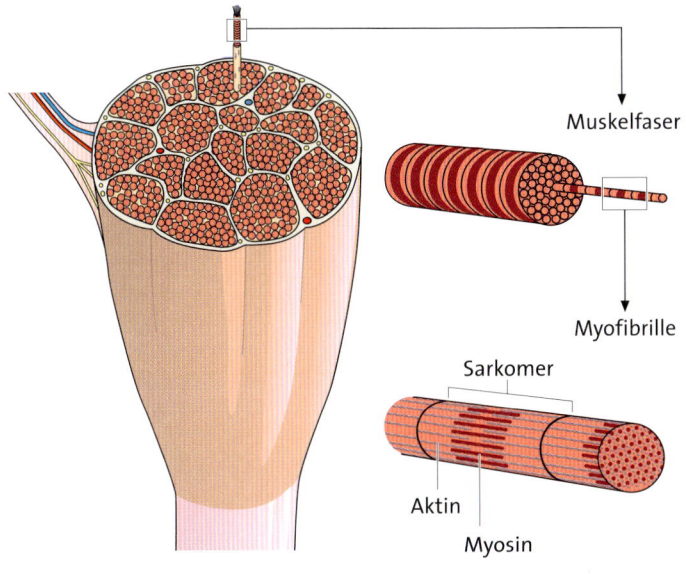

Muskelfaser

Myofibrille

Sarkomer

Aktin

Myosin

Aufbau eines Muskels

besitzt einen hohen Myoglobingehalt (daher die rote Farbe). Myoglobin ist für den Sauerstofftransport im Blut zuständig.

Die roten Fasern ermöglichen ausdauernde Leistungen, die Energiebereitstellung erfolgt aerob, das heißt unter der Beteiligung von Sauerstoff, und sie ermüden kaum. Weiße, schnell kontrahierende Fasern sind für die Schnellkraft zuständig. Sie ermöglichen hoch intensive, kurzfristige Kontraktionen, auch ohne die Beteiligung von Sauerstoff (anaerob). Sie ermüden schnell.

Funktionsweisen der Muskulatur

Die Kontraktion

In den Sarkomeren befinden sich zwei Proteine (Actin und Myosin), die symmetrisch ineinander verwoben sind. Beim Kontraktionsvorgang gleiten die Myosinfilamente durch Abklappen ihrer Köpfchen in die Actinfilamente hinein, was zu einer Verkürzung dieser Muskelzelle führt. Jeder noch so kleine Muskel kann sich so nach dem von entsprechenden Gehirn- oder Rückenmarkszellen ausgesandten Impuls zusammenziehen und damit auseinander liegende Knochenteile, zwischen denen er gespannt ist, zusammenführen.

Gelangt ein Reiz über den Nerv einer motorischen Einheit an die dazugehörigen Muskelfasern, so kontrahieren diese so stark sie können. Dieser Mechanismus wird als Alles-oder-Nichts-Regel bezeichnet. Wie stark die Kontraktion des ganzen Muskels ausfällt, hängt davon ab, wie viele der motorischen Einheiten auf einmal zur Kontraktion angeregt werden. Auf diese Weise wird eine Bewegung »dosiert«. In der Regel regt das zentrale Nervensystem immer nur einen Teil der motorischen Einheiten gleichzeitig an. Nur dadurch werden Ausdauerleistungen möglich: Sind die aktivierten Einheiten ermüdet, schaltet das zentrale Nervensystem innerhalb von Sekundenbruchteilen und von uns unbemerkt auf andere motorische Einheiten desselben Muskels um. Die Kontraktionsstärke bleibt erhalten. Alle motorischen Einheiten auf einmal werden höchstens bei einem Muskelkrampf angeregt.

Der Muskeltonus
Muskeln kontrahieren ständig. Immer sind einige Muskelfasern in einem Muskel angespannt. Selbst aufrechtes Stehen oder Sitzen erfordert kontinuierliche Muskelarbeit beziehungsweise Muskelspannung, an der eine Vielzahl von Muskeln beteiligt ist. Die Kontraktion ist aber so gering, dass sie keine Bewegung hervorruft. Diese Anspannung, die man als Grundspannung in der Muskulatur bezeichnen könnte, wird Muskeltonus genannt. Der Muskeltonus bewirkt, dass der Körper unter Einwirkung der Schwerkraft in seiner normalen Stellung bleibt, dass also zum Beispiel unser Kopf nicht ständig vornüberfällt.

Der Muskeltonus versetzt jeden Muskel in die Lage, sich aus einer beliebigen Stellung heraus unmittelbar zusammenzuziehen beziehungsweise unverzüglich Arbeit zu verrichten. Muskelverspannungen entstehen, wenn der Muskeltonus anhaltend verstärkt ist und die Entspannung der Muskeln verhindert. Grund für Verspannungen können Fehlbelastungen, muskuläre Ungleichgewichte, aber auch psychische Belastungen sein. Der Muskeltonus kann durch Training beeinflusst werden. Kräftigende Übungen, die die Leistungsfähigkeit der Muskulatur steigern, erhöhen den Muskeltonus. Dehnungsübungen haben tonussenkende Wirkung.

Die Energiebereitstellung
Für jede Muskelkontraktion muss Energie bereitgestellt werden. Der Körper speichert Energie, die er mit der Nahrung aufnimmt, in Form von chemischen Bindungen. Beim Lösen der Bindungen wird sie wieder frei. Der Muskel kann Energie aus vier unterschiedlichen Energiespeichern beziehen und auf zwei verschiedenen Wegen, aerob und anaerob.

Die erste Quelle ist ein in den Muskelzellen gelagerter Vorrat an Adenosintriphosphat (ATP). Dadurch, dass das ATP in Adenosindiphosphat (ADP) und einen Phosphatrest P zerfällt, wird direkt Energie freigesetzt. Allerdings ist der Vorrat an eingelagertem ATP sehr schnell erschöpft, nach etwa drei Sekunden. Schon im nächsten Moment wird daher aus

ADP und P neues ATP hergestellt. Für diese Resynthese wird ein zweiter Energiespeicher in der Muskelzelle genutzt, das Kreatinphosphat (KP). Diese Stufe kann für etwa zehn Sekunden Energie bereitstellen.

Kreatinphosphat + Adenosindiphosphat = Kreatin + Adenosintriphosphat

Noch bevor die Vorräte an energiereichen Phosphaten verbraucht sind, wird die nächst schnellere Variante des Energiestoffwechsels aktiv: der Abbau von Kohlenhydraten. Kohlenhydrate sind in Form von Glykogen in den Muskeln und in der Leber eingelagert. Der Prozess der Zerlegung kann mit oder ohne Sauerstoff erfolgen. Die Energieausbeute ist beim aeroben Stoffwechsel allerdings fast 20-mal so hoch. Solange genügend Sauerstoff zur Verfügung steht, entstehen als Endprodukte der aeroben Verbrennung Wasser (H_2O) und Kohlendioxid (CO_2), die ausgeatmet werden.

$C_6H_{12}O_6$ (Glykogen) + $6O_2$ = $6CO_2$ + $6H_2O$ + Energie

Wenn Lunge und Kreislauf nicht mehr genügend Sauerstoff heranschaffen können, erreichen wir die anaerobe Schwelle. Die Aufspaltung der Kohlenhydrate erfolgt nun ohne Sauerstoff. Das bedeutet aber, dass der frei werdende Wasserstoff (siehe Gleichung oben) nicht mehr gebunden werden kann. Als »Zwischenlager« für den überschüssigen Sauerstoff entsteht Laktat (Milchsäure). Laktat hemmt jedoch die Muskelkontraktion. Wenn die Laktatkonzentration einen bestimmten Wert erreicht hat, stellen die Zellen die Arbeit ein. Der anaerobe Stoffwechsel kann für etwa 90 Sekunden bis zwei Minuten Energie zur Verfügung stellen und blockiert sich danach selbst. Das Laktat kann allerdings, sobald wieder genügend Sauerstoff verfügbar ist, aerob verbrannt werden.

Glykolyse ohne O_2 = Laktat + Energie

Für Belastungen über einen längeren Zeitraum muss der vierte und bei weitem größte Energiespeicher des Körpers in Anspruch genommen werden: die Fette. Das ist allerdings nur im aeroben Bereich möglich. Fett kann nur im aeroben Stoffwechsel verbrannt werden. Die Verbrennung funktioniert nach demselben Muster wie die aerobe Glykolyse, sie ist jedoch noch ergiebiger und liefert auch für mehrstündige Belastungen ausreichend Energie.

Freie Fettsäuren + O_2 = CO_2 + H_2O + Energie

Übrigens: Die unbeanspruchte Muskulatur benötigt etwa ein Fünftel der gesamten Energie, die der Körper im Ruhezustand verbraucht. Bei sportlicher Belastung dagegen benötigt sie bis zu 90 Prozent der zur Verfügung stehenden Energie.

Die vier Energiequellen für die Muskelarbeit in der Reihenfolge ihrer Verfügbarkeit				
	Energieform	Menge im Körper	Stoffwechsel	Energie für ...
1	Adenosintri-phosphat	äußerst gering, sofort verfügbar	anaerob-alaktatzid	ca. 3 sek
2	Kreatin-phosphat	gering, sofort verfügbar	anaerob-alaktatzid	ca. 10 sek
3	Glykogen (Kohlenhydrate)	groß, zeitlich verzögert verfügbar	anaerob-laktatzid oder aerob	(anaerob) ca. 90 sek bis 2 min
4	Fette	sehr groß, zeitlich verzögert verfügbar	ausschließlich aerob	mehrere Stunden

Muskelkater

Wird ein Muskel durch eine ungewohnte, ungewohnt lange oder ungewohnt starke Belastung überanstrengt, kann es etwa ein bis zwei Tage nach der Belastung zu Muskelschmerzen kommen – dem Muskelkater.

Über die genaue Ursache des Muskelkaters sind sich die Experten uneinig. Früher ging man davon aus, dass der Muskelkater durch das Laktat, das sich im Muskel ansammelt, ausgelöst wird. Neuere Untersuchungen zeigen jedoch, dass es bei Überbelastung der Muskeln zu feinen Rissen (Mikrotraumata) in den Muskelfasern kommt. Wasser und weitere Abfallstoffe, die bei der Energiegewinnung entstehen, können somit in die Fasern eindringen. Dadurch schwillt die Muskelfaser vorübergehend an. Beim ungeliebten Muskelkater handelt es sich vermutlich um den hieraus resultierenden Dehnungsschmerz.

Muskelkater ist zwar unangenehm, aber nicht gesundheitsschädlich. Früher deutete man Muskelkater als ein Zeichen für ein effektives Training. Heute misst man ihm diesbezüglich keine Bedeutung mehr bei. Wenn man auf folgende Punkte achtet, kann man ihn in der Regel vermeiden.

Vorbeugung
- Muskeln vor jedem Training aktiv aufwärmen (Warm Up)
- jedes Training mit einem Stretching ausklingen lassen (Cool Down)
- Muskeln nicht übermäßig stark oder lang anhaltend beanspruchen
- regelmäßig trainieren

Sollten Sie dennoch einmal jenes unangenehme Ziehen verspüren, gönnen Sie der Muskulatur eine Trainingspause. Mit folgenden Maßnahmen können Sie den Regenerationsprozess unterstützen:

Linderung
- leichte Gymnastik, Stretching, Lockerungsübungen
- Entspannungsbäder, beispielsweise mit Kräuterzusätzen wie Rosmarin oder Fichtennadel

- Wechselbäder (3 Minuten warm, 20 Sekunden kalt)
- Saunabesuch
- sanfte Massage der schmerzenden Muskelpartien
- Einreiben mit durchblutungsfördernden Salben zur Linderung der Schmerzen

Wenn noch andere Beschwerden hinzukommen oder die Muskelschmerzen nicht nach einigen Tagen abklingen, sollten Sie einen Arzt aufsuchen, der feststellen kann, ob vielleicht eine andere Ursache für die Muskelschmerzen verantwortlich ist.

Diese Muskeln können trainiert werden

Nicht jeder einzelne Skelettmuskel kann isoliert mit sportlichem Training angesprochen werden, aber in Kombination sind sie alle mit bestimmten Bewegungen erreichbar. Sie können trainiert, gekräftigt und geformt werden. Die gesamte Skelettmuskulatur teilt man in funktionelle Einheiten, deren Muskeln stets zusammenarbeiten und ausschließlich in diesem Bereich wirken. Auch im Training werden sie innerhalb dieser Abschnitte gemeinsam angesprochen.

Funktionseinheiten

1. Arm- und Schulterbereich
2. Kopf, Halswirbelsäule und Brustwirbelsäule bis zum fünften Wirbel
3. Brustwirbelsäule ab dem fünften bis zum zwölften Wirbel, Lenden-Hüft-Beckenbereich
4. untere Lendenwirbelsäule, Kreuz- und Darmbeingelenk, Beine

Muskeln am Oberkörper

Die Schultergelenkmuskulatur, die Schultergürtelmuskulatur, die Ellbogengelenkmuskulatur und die Handgelenkmuskulatur ermöglichen die Bewegungen der oberen Gliedmaßen. Die Armmuskeln, aber auch die Brust- und die Schultermuskeln sind an allen Bewegungen der Arme beteiligt. Das betrifft das Beugen und das Strecken im Ellbogengelenk; das Seit-, Vor- und Rückbewegen; das Heben und Senken sowie Drehbewegungen. Die die Wirbelsäule umspannende Muskulatur, besonders die geraden und schrägen Bauchmuskeln, stützt dabei den Oberkörper nach allen Seiten ab.

Am Oberkörper werden daher im Besonderen die Nackenmuskeln beziehungsweise die seitlichen Halsmuskeln trainiert, die Schultermuskeln, die vorderen und hinteren Oberarmmuskeln, die Brustmuskeln, die geraden und schrägen Bauchmuskeln sowie die breiten und langen Rückenmuskeln.

Muskeln am Unterkörper

Die Bewegungen der unteren Gliedmaßen werden durch die Hüftgelenkmuskulatur, die Kniegelenkmuskulatur und die Unterschenkelmuskulatur ermöglicht. Dabei sind die Gesäß- und die Beinmuskeln an allen Bewegungen wesentlich beteiligt: Beim Beugen und Strecken der Hüftbeugemuskeln stabilisieren sie Hüfte und Becken, beim Beugen und Strecken der Knie stabilisieren sie die Kniegelenke, und sie arbeiten bei der seitlichen Bewegung der Beine.

Am Unterkörper trainieren wir daher im Besonderen die Gesäßmuskeln, die Hüfte und den Hüftbeugemuskel, die inneren und äußeren Oberschenkelmuskeln, die vorderen und hinteren Oberschenkelmuskeln sowie die Wadenmuskeln.

Die wichtigsten Muskeln

In der folgenden Übersicht finden Sie die wichtigsten Muskeln der einzelnen Muskelgruppen im Detail, ihre lateinische Bezeichnung (m. = *musculus*, lat. Muskel), und welche Funktion sie übernehmen. Das Schaubild auf den Seiten 20/21 zeigt, wo sich die Muskeln befinden.

Die Schultergürtelmuskulatur

Kappenmuskel (*m. trapezius*)	hebt und senkt die Schulter, dreht den Kopf zur Seite, zieht die Schulterblätter zur Wirbelsäule, dreht das Schulterblatt
Rautenmuskel (*m. rhomboideus*)	hebt das Schulterblatt beziehungsweise den gesamten Schultergürtel nach oben und innen
Schulterblattheber (*m. levator scapulae*)	hebt das Schulterblatt nach vorn oben
Kleiner Brustmuskel (*m. pectoralis minor*)	zieht das Schulterblatt an die Rückwand des Brustkorbes, senkt den Schultergürtel, hilft bei der Einatmung
Vorderer Sägemuskel (*m. serratus anterior*)	zieht das Schulterblatt nach vorn, hält das Schulterblatt am Rumpf, hebt und dreht das Schulterblatt, zieht die Schulterblätter auseinander, hebt die Rippen und hilft bei der Einatmung, hebt den Arm im Schultergelenk

Die Schultergelenkmuskulatur

Großer Brustmuskel (*m. pectoralis major*)	führt den Arm nach vorn, senkt den Arm von oben nach vorn, hebt den Arm von unten nach vorn, rotiert den Arm nach innen
Deltamuskel (*m deltoideus*)	hebt den Arm nach vorn und nach hinten, rotiert den Arm nach innen und nach außen, hebt den Arm zur Seite, stabilisiert das Schultergelenk
Breiter Rückenmuskel (*m. latissimus dorsi*)	senkt den Arm von oben nach unten, rotiert den Arm nach innen, zieht den Arm nach hinten und von der Seite an den Körper, stützt den Rumpf, hilft bei der Ausatmung
Großer Rundmuskel (*m. teres major*)	zieht den Arm an, rotiert den Arm nach innen, zieht den Arm von oben nach unten hinten
Kleiner Rundmuskel (*m. teres minor*)	zieht den Arm an, rotiert den Arm nach außen

Obergrätenmuskel (*m. supraspinatus*)	hebt den Arm nach vorn und nach außen
Untergrätenmuskel (*m. infraspinatus*)	rotiert den Arm nach außen, hebt den Arm ab, zieht den Arm an
Unterschulterblattmuskel (*m. subscapularis*)	rotiert den Arm nach innen, hebt den Arm nach vorn und zurück, führt den Arm an den Körper

Die Ellbogengelenkmuskulatur

Zweiköpfiger Armmuskel (*m. biceps brachii*)	beugt den Arm im Ellbogengelenk, hebt den Arm ab, zieht den Arm an, dreht den Unterarm nach außen
Armbeuger (*m. brachialis*)	beugt den Arm im Ellbogengelenk
Oberarmspeichenmuskel (*m. brachioradialis*)	beugt den Arm im Ellbogengelenk, rotiert den Arm nach innen und außen
Dreiköpfiger Armmuskel (*m. triceps brachii*)	streckt den Arm im Ellbogengelenk, führt den Arm im Schultergelenk nach hinten, zieht den Arm an den Körper

Die Handgelenkmuskulatur

Handbeugemuskel (*m. flexor carpi*)	beugt das Handgelenk
Speichenhandstrecker (*m. extensor carpi radialis*)	streckt das Handgelenk speichenwärts beziehungsweise auf der Daumenseite
Fingerstrecker (*m. extensor digitorum*)	streckt die Finger, streckt die gesamte Hand aus der Beugung, spreizt die Finger
Ellenhandstrecker (*m. extensor carpi ulnaris*)	streckt das Handgelenk ellenwärts beziehungsweise auf der Kleinfingerseite
Langer Daumenabzieher (*m. abductor pollicis longus*)	bewegt den Daumen von der Hand weg
Runder Einwärtsdreher (*m. pronator teres*)	dreht den Unterarm nach innen, beugt den Unterarm im Ellbogengelenk
Auswärtsdreher (*m. supinator*)	dreht den Arm nach außen

Die Wirbelsäulenmuskulatur

Gerader Bauchmuskel (*m. rectus abdominis*)	hebt und hält das Becken, neigt den Rumpf nach vorn
Querer Bauchmuskel (*m. transversus abdominis*)	zieht die Rippen nach innen, formt die Taille
Viereckiger Lendenmuskel (*m. quadratus lumborum*)	zieht den Rumpf nach hinten, neigt den Rumpf zu seiner Seite
Innerer schräger Bauchmuskel (*m. obliquus internus abdominis*)	neigt den Rumpf auf seine Seite, dreht den Rumpf zur Seite, beugt den Rumpf nach vorn
Äußerer schräger Bauchmuskel (*m. obliquus externus abdominis*)	beugt den Rumpf zur Seite, dreht den Rumpf zur Gegenseite, beugt den Rumpf nach vorn

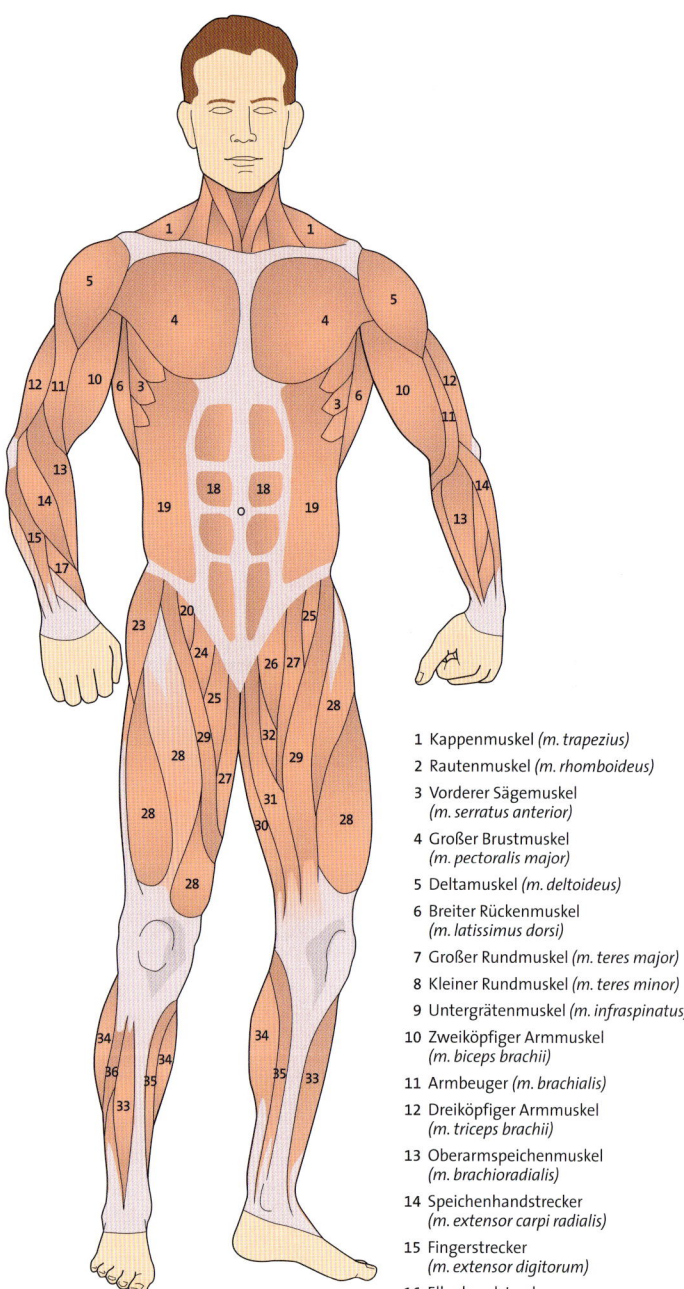

1 Kappenmuskel *(m. trapezius)*

2 Rautenmuskel *(m. rhomboideus)*

3 Vorderer Sägemuskel
  (m. serratus anterior)

4 Großer Brustmuskel
  (m. pectoralis major)

5 Deltamuskel *(m. deltoideus)*

6 Breiter Rückenmuskel
  (m. latissimus dorsi)

7 Großer Rundmuskel *(m. teres major)*

8 Kleiner Rundmuskel *(m. teres minor)*

9 Untergrätenmuskel *(m. infraspinatus)*

10 Zweiköpfiger Armmuskel
   (m. biceps brachii)

11 Armbeuger *(m. brachialis)*

12 Dreiköpfiger Armmuskel
   (m. triceps brachii)

13 Oberarmspeichenmuskel
   (m. brachioradialis)

14 Speichenhandstrecker
   (m. extensor carpi radialis)

15 Fingerstrecker
   (m. extensor digitorum)

16 Ellenhandstrecker
   (m. extensor carpi ulnaris)

17 Langer Daumenabzieher
   (m. abductor policis longus)

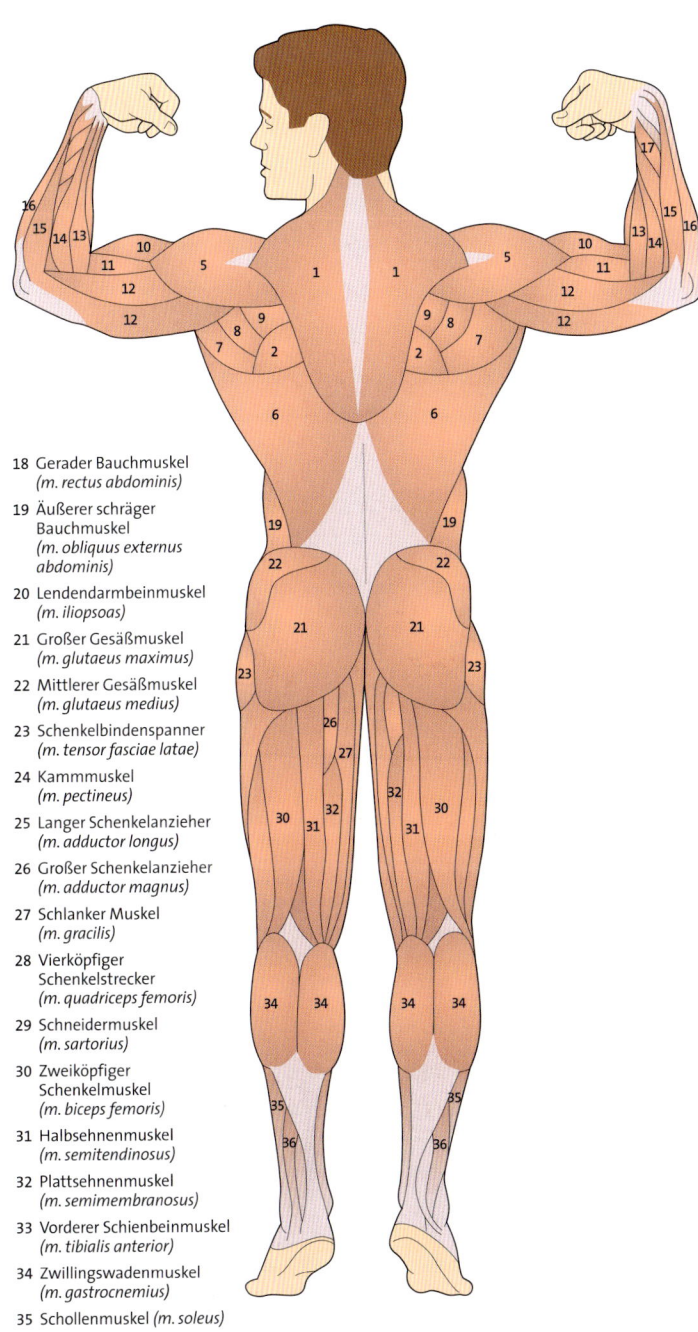

18 Gerader Bauchmuskel
(*m. rectus abdominis*)

19 Äußerer schräger
Bauchmuskel
(*m. obliquus externus
abdominis*)

20 Lendendarmbeinmuskel
(*m. iliopsoas*)

21 Großer Gesäßmuskel
(*m. glutaeus maximus*)

22 Mittlerer Gesäßmuskel
(*m. glutaeus medius*)

23 Schenkelbindenspanner
(*m. tensor fasciae latae*)

24 Kammmuskel
(*m. pectineus*)

25 Langer Schenkelanzieher
(*m. adductor longus*)

26 Großer Schenkelanzieher
(*m. adductor magnus*)

27 Schlanker Muskel
(*m. gracilis*)

28 Vierköpfiger
Schenkelstrecker
(*m. quadriceps femoris*)

29 Schneidermuskel
(*m. sartorius*)

30 Zweiköpfiger
Schenkelmuskel
(*m. biceps femoris*)

31 Halbsehnenmuskel
(*m. semitendinosus*)

32 Plattsehnenmuskel
(*m. semimembranosus*)

33 Vorderer Schienbeinmuskel
(*m. tibialis anterior*)

34 Zwillingswadenmuskel
(*m. gastrocnemius*)

35 Schollenmuskel (*m. soleus*)

36 Langer Wadenbeinmuskel
(*m. peroneus longus*)

Die Hüftgelenkmuskulatur

Lendendarmbeinmuskel (m. iliopsoas)	beugt die Hüfte, führt das Bein nach vorn, führt das Bein nach oben, dreht das Bein nach außen
Großer Gesäßmuskel (m. glutaeus maximus)	streckt das Bein im Hüftglenk und im Kniegelenk, zieht das Bein an den Körper (unterer Abschnitt), dreht das Bein nach außen, spreizt das Bein ab (oberer Abschnitt), verhindert ein Kippen des Oberkörpers
Mittlerer Gesäßmuskel (m. glutaeus medius)	hebt das Bein im Hüftgelenk, neigt das Becken zur Seite, hebt das Bein und dreht es nach innen, streckt den Ober-schenkel im Hüftgelenk und dreht ihn nach außen
Schenkelbindenspanner (m. tensor fasciae latae)	beugt die Hüfte, hebt das Bein im Hüftgelenk nach vorn
Kammmuskel (m. pectineus)	zieht den Oberschenkel zur Mitte, beugt und rotiert das Hüftgelenk nach außen
Langer Schenkelanzieher (m. adductor longus)	zieht den Oberschenkel an, beugt das Hüftgelenk
Kurzer Schenkelanzieher (m. adductor brevis)	zieht den Oberschenkel zur Mitte, dreht den Oberschenkel nach außen
Großer Schenkelanzieher (m. adductor magnus)	zieht den Oberschenkel an, rotiert den Oberschenkel nach innen
Schlanker Muskel (m. gracilis)	zieht den Oberschenkel zur Mitte, beugt das Knie, rotiert den Oberschenkel nach innen

Die Kniegelenkmuskulatur

Vierköpfiger Schenkel-strecker (m. quadriceps femoris)	streckt den Unterschenkel im Kniegelenk, beugt den Ober-schenkel im Hüftgelenk, fängt die Rumpflast bei gebeugten Knien auf
Schneidermuskel (m. sartorius)	beugt im Hüftgelenk, rotiert den Oberschenkel nach außen, beugt und rotiert den Unterschenkel im Kniegelenk nach innen
Zweiköpfiger Schenkel-muskel (m. biceps femoris)	beugt und rotiert den Unterschenkel im Kniegelenk nach außen, streckt und hebt den Oberschenkel im Hüftgelenk
Halbsehnenmuskel (m. semitendinosus)	beugt und rotiert den Unterschenkel im Kniegelenk nach innen, streckt und hebt den Oberschenkel im Hüftgelenk
Plattsehnenmuskel (m. semimembranosus)	beugt und rotiert den Unterschenkel im Kniegelenk nach innen, streckt und hebt den Oberschenkel im Hüftgelenk

Die Unterschenkelmuskulatur

Vorderer Schienbein-muskel (m. tibialis anterior)	hebt den inneren beziehungsweise äußeren Fußrand, bringt den Unterschenkel nach vorn, stützt das Quergewölbe des Fußes
Zwillingswadenmuskel (m. gastrocnemius)	senkt die Fußspitze, zieht den Unterschenkel nach hinten, streckt das Sprunggelenk
Schollenmuskel (m. soleus)	zieht den Unterschenkel nach hinten, streckt das Sprunggelenk
Hinterer Schienbeinmuskel (m. tibialis posterior)	dreht und hebt den Fuß, zieht Fuß an, bringt den Unterschenkel zurück
Langer Wadenbeinmuskel (m. peroneus longus)	hebt den äußeren Fußrand, senkt die Fußspitze, zieht den Unterschenkel nach hinten

▎ Die motorischen Fähigkeiten

Um mithilfe des Bewegungsapparates eine Ziel gerichtete Bewegung ausführen zu können, muss das Zusammenspiel der Muskeln dirigiert und
aufeinander abgestimmt werden. Eine Aufgabe, die das zentrale Nervensystem übernimmt. Wir verfügen dazu über so genannte motorische
Grundeigenschaften beziehungsweise Fähigkeiten, die untereinander in
enger Beziehung stehen und alle zusammen unsere Leistungsfähigkeit
im Bereich der Motorik (Lehre von den Bewegungsabläufen) ausmachen.

Man unterscheidet zwischen konditionellen Fähigkeiten, welche in
den Bereichen Energiebereitstellung und Energieübertragung erforderlich sind, und koordinativen Fähigkeiten, die im Bereich der Bewegungs-
steuerung und -regelung eingesetzt werden. Eine Art Basis bilden die
konditionellen Fähigkeiten Kraft, Ausdauer, Schnelligkeit und Beweglichkeit sowie die Koordination. Die motorischen Fähigkeiten sind voneinander abhängig und gut trainierbar.

Kraft

Unter Kraft versteht man die Fähigkeit, mit Muskelkontraktionen äußere
Widerstände zu überwinden (konzentrisch), ihnen entgegenzuwirken
(exzentrisch) beziehungsweise sie zu halten (statisch). Beispiel Klimm-
zug: Um den Körper an der Reckstange hochzuziehen, arbeitet der Bizeps
konzentrisch. Bleibt man in einer bestimmten Höhe hängen und verharrt
einige Zeit in dieser Position, leistet der Muskel statische Arbeit. Wird der
Körper wieder herabgelassen, bremst der Bizeps durch seine Kontraktion
die Bewegung ab, das heißt, er arbeitet exzentrisch. Meistens tritt die
Kraft allerdings als Kombination dieser drei Formen auf.

Die Kraftfähigkeit hängt ab von der Form der Energiebereitstellung
(aerob oder anaerob), dem Muskelumfang, der Faserzusammensetzung
(schnelle und langsam kontrahierende Fasern), der inter- und intramuskulären Koordination und von der psychischen Mobilisationsfähigkeit.

In der Sportwissenschaft wird die Kraftleistung noch einmal differen-
ziert. Das Fitnesstraining beschäftigt sich vor allem mit der so genannten
Maximalkraft. Darunter versteht man die größtmögliche Kraft, die
willkürlich gegen einen Widerstand ausgeübt werden kann. Beim
Training der Maximalkraft können das eigene Körpergewicht, die
Gegenwirkung eines Partners, belastende Geräte oder auch Zugwider-
stände als Widerstände dienen.

Ziel des Krafttrainings sollte immer die harmonische Ausbildung der
Gesamtmuskulatur sein. Durch Bewegungsmangel, einseitige Belastungen,
zu langes und falsches Sitzen oder andere Fehlhaltungen sind viele
Muskeln abgeschwächt. Davon sind zum Beispiel der breite Rückenmuskel,
der Trapezmuskel, die geraden Bauchmuskeln, die Gesäßmuskeln und der
vordere Schienbeinmuskel häufig betroffen. Andere Muskeln dagegen sind
häufig verkürzt, wie zum Beispiel der Brustmuskel, der Hüftbeugemuskel
oder die Wadenmuskeln. Derartigen Muskelverkürzungen und -abschwä-
chungen kann durch ein gezieltes Training entgegen gewirkt werden.

Ausdauer

Das Vermögen des Organismus, bei lang andauernden Belastungen möglichst lange widerstehen zu können beziehungsweise die Leistungsfähigkeit ohne wesentlichen Leistungsabfall aufrechtzuerhalten und/oder bei der Belastung möglichst nicht so schnell zu ermüden, nennt man Ausdauer. Die Ausdauer sichert den effektiven Einsatz der anderen motorischen Fähigkeiten und den Erhalt des technischen Niveaus bis zum Ende der körperlichen Belastung. Eine verbesserte Ausdauer schafft die Basis für eine höhere körperliche Leistungsfähigkeit.

Beim Ausdauertraining lernt der Organismus, sich auf eine ungewohnte Belastung besser einzustellen. Das bedeutet insbesondere eine Verbesserung der Leistung des Herz-Kreislauf-Systems, des Stoffwechsels und der Muskulatur. Man ermüdet nicht so schnell und verträgt körperliche Belastungen besser.

Während das Herz eines Untrainierten auf Ausdauerbelastungen mit einer Erhöhung der Schlagfrequenz reagiert, schlägt das Ausdauer trainierte Herz bei Bedarf vor allem kräftiger, während die Herzfrequenz nur langsam ansteigt. Das Herz arbeitet also viel ökonomischer und schonender. Das Ausdauertraining bewirkt ferner, dass sich der Organismus nach einer körperlichen Belastung viel schneller und gründlicher wieder erholt, was sich unter anderem darin zeigt, dass die Herzfrequenz nach der Belastung schneller wieder zu ihrem Ausgangswert zurückkehrt.

Das Hauptziel des Ausdauertrainings im Bereich des Muskulatur-Stoffwechsels ist, die aerobe Kapazität zu steigern und den Übergang vom aeroben zum anaeroben System so lange wie möglich herauszuzögern.

Schnelligkeit

Schnelligkeit ist die Fähigkeit, auf einen Reiz beziehungsweise auf ein Signal hin schnellstmöglich zu reagieren und/oder Bewegungen bei geringen Widerständen mit höchster Geschwindigkeit durchzuführen. Die Schnelligkeit weist die stärkste genetische Determination aller physischen Leistungsfaktoren auf und ist nur um 15 bis 20 Prozent, in Ausnahmefällen auch geringfügig darüber hinaus, zu steigern.

Im Fitnesstraining spielt sie keine nennenswerte Rolle, weshalb an dieser Stelle auf nähere Ausführungen verzichtet wird.

Beweglichkeit

Beweglichkeit ist die Fähigkeit, bestimmte Bewegungen mit großer Schwingungsweite ausführen zu können. Eine gute Beweglichkeit ergibt sich aus dem Zusammenwirken der elastischen Eigenschaften von Muskeln, Sehnen und Bändern, aus der erforderlichen Kraft, um den anatomisch gegebenen Bewegungsspielraum voll auszuschöpfen, und aus der inter- und intramuskulären Koordination. Wobei eine gute Beweglichkeit wiederum hilft den Aufwand von Kraft und Energie für einzelne Bewegungen richtig zu dosieren, und das Verletzungsrisiko herabzusetzen. Nur ein gut beweglicher Stütz- und Bewegungsapparat ist optimal belastbar.

Mit zunehmendem Alter lässt die Beweglichkeit nach. Beweglichkeitstraining besteht daher vor allem aus Dehnungsübungen. Mit einem funktionellen Dehnprogramm kann man Beweglichkeitseinschränkungen vorbeugen und sogar Beweglichkeit zurückgewinnen. Verspannungen, von denen viele Menschen vor allem im Nacken-, Schulter- und Rückenbereich betroffen sind, können durch Dehnungsübungen gelöst werden.

Die Beweglichkeit unterliegt verschiedenen Einflüssen, ist zum Beispiel morgens schlechter als abends und nimmt bei höheren Temperaturen zu.

Koordination

Koordination ist zum einen das harmonische Zusammenwirken von Sinnesorganen, peripherem und zentralem Nervensystem sowie der Skelettmuskulatur. Zum anderen bezeichnet man damit das Zusammenwirken verschiedener an einer Bewegung beteiligter Muskeln hinsichtlich dem Zeitpunkt, der Dauer und der Stärke der Kontraktion. Eine ganze Reihe von koordinativen Fähigkeiten (zum Beispiel Reaktions-, Orientierungs-, Gleichgewichts- und Rhythmusfähigkeit), die wir hier vereinfacht unter dem Begriff Koordination zusammenfassen, bewirken, dass die Impulse innerhalb eines Bewegungsablaufs zeitlich, stärke- und umfangmäßig aufeinander abgestimmt werden und die entsprechenden Muskeln erreichen.

Je stärker diese Fähigkeiten ausgeprägt sind, desto besser können gewünschte Bewegungsabläufe umgesetzt werden. Verbessert sich die Koordination durch das Training, gestalten sich die Bewegungsabläufe harmonischer, und neue Bewegungen können viel schneller erlernt werden.

Die koordinativen Fähigkeiten sind nicht angeboren. Sie werden im Kindesalter angeeignet, können weiter gefördert werden und sind vor allem durch ein vielseitiges und variantenreiches Üben trainierbar. Also zum Beispiel durch das Variieren einer Bewegungsausführung oder dem Verändern der äußeren Bedingungen, wodurch der koordinative Schwierigkeitsgrad erhöht wird.

Grundlagen des Trainings

Wer noch nicht oder seit langer Zeit nicht mehr unter fachlicher Anleitung, zum Beispiel in einem Fitnessstudio, trainiert hat, sollte das Kapitel zu den Grundlagen des Trainings besonders aufmerksam lesen, um Fehler, die aus Unwissenheit entstehen, zu vermeiden.

Der zweite Abschnitt des Theorieteils erläutert die Ziele, die Sie mit der Fitness-Gymnastik erreichen können, und welche Wirkung das Training auf den Organismus hat. Grundsätzliches zur Trainingsdurchführung und Trainingsgestaltung sowie Hinweise zum Erstellen von Trainingsplänen versetzen Sie in die Lage, ein ausreichend intensives, richtig dosiertes und progressives Fitness-Gymnastik-Training durchzuführen.

▌ Trainingsziele

Ein Trainingsziel beschreibt den Zustand beziehungsweise die Leistung, die im Laufe der Trainingstätigkeit erreicht werden soll. Es bildet somit den Ausgangspunkt jedes sportlichen Trainings. Trainingsziele werden in allgemeiner Form für längerfristige Trainingsprozesse und innerhalb dieser ganz konkret für kürzere Trainingsabschnitte aufgestellt. Ein längerfristiges Ziel ist zum Beispiel Muskelaufbau an Armen und Beinen, ein kurzfristiges straffere Arme innerhalb der kommenden acht Wochen. Das Erreichen der Etappenziele ist die Voraussetzung zum Erreichen des Hauptzieles.

Trainingsziele stehen stets auch in Abhängigkeit vom persönlichen körperlichen Zustand. Je nach eigenen Voraussetzungen sind bestimmte Ziele erreichbar oder nicht erreichbar. Trainingsziele sind aber nur dann sinnvoll, wenn sie wirklich real und realisierbar sind. Wenn sich die Leistungsfähigkeit Schritt für Schritt verbessert, müssen auch die Trainingsziele angepasst werden.

Funktionelle Gymnastik

Das Ziel der funktionellen Gymnastik liegt in der Steigerung der funktionell-motorischen Leistungsfähigkeit. Im Einzelnen bedeutet das:

gezielte Muskelkräftigung und Verbesserung der motorischen Fähigkeiten, wobei die Steigerung der Koordinationsfähigkeit und der Beweglichkeit von vorrangigem Interesse ist. Die Übungen wirken darüber hinaus stets im Sinn einer allgemeinen Funktionserhaltung und Funktionssteigerung.

Die Grundlage für alle Übungen bilden die Anatomie des Menschen und die Regeln der Bewegungslehre. Darüber hinaus macht die funktionelle Gymnastik sich physiologische, aber auch psychologische Kenntnisse zunutze sowie Erfahrungen aus dem Bereich der Bewegungs- therapie. Sie versucht sich damit von einer ganzen Reihe althergebrachter Übungen abzusetzen, die nach dem aktuellen Stand der Sportwissenschaft wegen Unzweckmäßigkeit beziehungsweise gesundheitsschädlicher Wirkungen nicht mehr durchgeführt werden sollten.

Ziele der funktionellen Gymnastik

- Ausgleich angeborener, entwicklungsbedingter oder erworbener Schwächen des Stütz- und Bewegungsapparates (zum Beispiel mus- kuläre Dysbalancen) zur Vermeidung von Schäden und Verletzungen
- Steigerung des psycho-physischen Leistungsvermögens durch die harmonische Ausbildung aller Organe
- Vorbereitung des Organismus auf funktionell maximale Beanspruchung (mit aktivem Aufwärmen) und Nachbereitung zur Unterstützung der Regeneration (mit aktivem Abwärmen)

Eine Übung kann allerdings nur dann wirkungsvoll (und nicht gesund- heitsschädlich) sein, wenn sie richtig ausgeführt wird. Funktionelles Üben bedeutet also, sich sowohl bei den Kräftigungsübungen als auch bei den Beweglichkeitsübungen genau an die vorgegebene Ausgangsstellung und die Bewegungsausführung zu halten. Alle Wiederholungen sollten gelenkschonend in mittlerem bis langsamem Tempo ausgeführt werden.

Zu den körperlichen Veränderungen, die ein Training mit funktioneller Gymnastik mit sich bringt, kommen weitere positive Aspekte, die ein Anreiz sein können: Eine Steigerung der Leistungsfähigkeit schließt auch eine Verbesserung der Ausdauer mit ein. Auch wenn es sich bei der funk- tionellen Gymnastik nicht um ein Ausdauertraining wie zum Beispiel Laufen oder Schwimmen handelt, stabilisiert ein regelmäßiges und aus- reichend intensives Training das Herz-Kreislauf-System, die Herzfrequenz und den Blutdruck. Es kommt zu einer besseren Sauerstoffausnutzung und einer stärkeren Durchblutung aller Organe. Auf diese Weise verbes- sert sich der körperliche Allgemeinzustand.

Schließlich sollte niemand den Wert eines körperlichen Trainings als Ausgleich zu den täglichen Anforderungen in Beruf und Alltag unter- schätzen. Vitalität ist auch ein Bestandteil der seelischen Ausgeglichenheit.

Wer bereits eine Sportart betreibt, dem kann die Fitness-Gymnastik als idealer Ergänzungssport dienen. Unterschiedliche Sportarten stellen unter- schiedliche Anforderungen: Alle Kampfsportarten verlangen eine hohe Koor- dinationsfähigkeit, Laufen und Schwimmen sind dagegen klassische Ausdauersportarten. Bei Sportspielen oder Mannschaftssportarten wie Tennis und Fußball wird häufig eine gewisse Folge von Bewegungen immer wieder geübt, und man läuft unter Umständen Gefahr, sich einseitig zu belasten. Sei es anforderungsmäßig oder bewegungstechnisch.

In diesem Fall können mit gezielten Übungen der Fitness-Gymnastik Schwachstellen optimal angegangen werden. Ein Kräftigungsprogramm kann vernachlässigte und abgeschwächte Muskeln stärken. Beim Fußball sollte zum Beispiel der Oberkörper im Sinne des muskulären Gleichgewichts zusätzlich trainiert werden. Ein ausgleichendes Training kann eine schwächere Körperseite einer dominierenden stärkeren Körperhälfte angepasst werden, wie sie zum Beispiel Handball- oder Tennisspieler häufig besitzen.

Fast immer lohnt es sich, ein sportliches Training um ein intensives Dehn- und Stretchingprogramm zu ergänzen. Denn obwohl jeder spürt, dass die Beweglichkeit nachlässt und man mit zunehmendem Alter sogar deren Einschränkungen hinnehmen muss, kommt die Beweglichkeit neben Kraft und Ausdauer nach wie vor in den meisten Sportarten zu kurz.

Persönliche Eignung
Wenn Tempo und Belastung stimmen, ist Fitness-Gymnastik grundsätzlich für jeden gesunden Menschen geeignet. Man braucht weder spezielle Vorkenntnisse, noch sind besondere körperliche Voraussetzungen erforderlich. Geschlecht und Alter spielen keine Rolle; auch ältere Menschen können mit funktioneller Gymnastik ihre körperliche Leistungsfähigkeit nicht nur erhalten, sondern steigern. Wer unsicher ist, wie viel er sich zutrauen kann und wie weit die körperliche Belastung gehen darf, sollte seinen Hausarzt und gegebenenfalls auch einen Facharzt, einen Sportarzt konsultieren. Ein medizinischer Check-Up verschafft Klarheit über den momentanen Gesundheitszustand.

Medizinischer Check-Up
- Ruhe- und Belastungs-EKG
- Blutuntersuchung (Kontrolle von Hämoglobin, Hämatokrit, Blutzucker, Cholesterin etc.)
- Blutdruckkontrolle
- Test der Funktionstüchtigkeit von Herz, Lunge, Schilddrüse
- Muskelfunktionstest zur Überprüfung eventuell verkürzter oder nicht mehr funktionsfähiger Muskulatur
- orthopädische Untersuchung mit Gelenk- und Haltungsprüfung

Auch Menschen, die lange Zeit keinen Sport getrieben haben, die gerade eine Verletzung auskurieren, starke Medikamente nehmen, übergewichtig sind, an Stoffwechselerkrankungen oder Bluthochdruck leiden oder Schmerzen in den Gelenken haben, sollten sich ärztlich beraten lassen. Ein Arzt kann über die Untersuchung der genannten Parameter hinaus individuelle Tipps zur Trainingsgestaltung geben.

Wer sich aus gegebenem Anlass für eine solche Voruntersuchung entscheidet, sollte auch danach in regelmäßigen Abständen zur Kontrolle gehen. Zu Anfang alle drei Monate, später alle sechs. So kann man genau feststellen, ob der Einstieg gelungen ist und ob das Training bereits Wirkung zeigt. Trainingskontrollen können eine zusätzliche Motivation sein.

Trainingswirkungen

Mit der Trainingswirkung ist die Veränderung der Leistungsfähigkeit und der Leistungsbereitschaft gemeint. Die durch Trainingsmaßnahmen (gezielte körperliche Belastung) erzielte Trainingswirkung zeigt sich dann im Trainings- und Leistungszustand. Sie ist abhängig vom Ausgangsniveau, von den individuellen Voraussetzungen des Trainierenden, den Inhalten, den Methoden und deren Abfolge. Sie ist ein Kriterium für die Beurteilung der Wirksamkeit der im Prozess des Trainings eingesetzten Mittel, Inhalte und Methoden. Mit funktioneller Fitness-Gymnastik kann man ganz unterschiedliche Wirkungen erzielen.

Fettreduktion

Wir kennen die Fettdepots unseres Körpers: Frauen neigen zur so genannten »Birnenform«, sie lagern Fett vor allem am Bauch, an den Hüften, am Gesäß und an den Oberschenkeln an. Männer dagegen neigen zur »Apfelform«, denn sie lagern das Fett vor allem im gesamten Bauchraum an. Es gibt nur eine Möglichkeit, die ungeliebten Polster loszuwerden, man muss sie verbrauchen. Aber diese Fettzellen sind Energiereserven, die der Körper für Notsituationen angelegt hat. Darum greift der Organismus sie nicht sofort an. Wie das Kapitel zur Energiebereitstellung gezeigt hat, wird dieser Energiespeicher als letzter aktiviert, wenn sowohl die Kohlenhydrate als auch die Blutfette knapp werden. Frühestens nach etwa zwanzig Minuten körperlicher Belastung geht der Körper zur Fettverbrennung über. Fett, welches sich zuletzt eingelagert hat, wird dabei zuerst angegriffen.

Mit regelmäßigen Trainingseinheiten gewöhnen wir unseren Körper daran, bereitwillig (und schneller) auf die Fettverbrennung umzuschalten. Danach kommt es vor allem darauf an, gleichmäßig und nicht zu intensiv zu trainieren, da die Fettverbrennung ausschließlich aerob erfolgen kann. Je intensiver die Belastung, desto weniger Fett wird verbrannt.

❶ Für eine optimale Fettverbrennung ist eine geringere Belastung über einen längeren Zeitraum erforderlich.

Eine Reduktion der Fettreserven bedeutet nicht automatisch einen Gewichtsverlust. Möglicherweise werden Sie die Beobachtung machen, dass Sie trotz intensiven Trainings kein Gramm abnehmen, denn beim Training wird nicht nur Fett abgebaut, sondern zugleich Muskelmasse aufgebaut. Noch dazu sind Muskeln schwerer als Fett. Stellen Sie sich darum nicht ständig auf die Waage. Sie ist heute kein Kriterium mehr für ein erfolgreiches Training. Sehen Sie lieber öfter in den Spiegel und beobachten Sie, wie Fettpölsterchen verschwinden und Muskeln sich herausarbeiten.

Wer mit einem sportlichen Training beginnt, sollte nicht zur selben Zeit zusätzlich das Essen drastisch reduzieren. Eine Überforderung des Körpers und Kreislaufprobleme sind die fast unausbleiblichen Folgen. Planen Sie lieber einen langfristigen Zeitraum für eine Gewichtsreduzierung. Mehr als 500 Gramm Gewichtsverlust pro Woche sollten nicht angestrebt werden. Diäterfolge sind nur von kurzer Dauer, wenn wir unsere Ernährungsweise nicht grundlegend und dauerhaft umstellen. Es ist gar nicht so leicht, abzunehmen, und wenn man es geschafft hat, dann ist es noch schwieriger, diesen Status zu halten. Jo-Jo-Effekt nennt man das Bestreben des Organismus, seine Fettreserven nicht nur wieder aufzufüllen, sondern neue anzulegen, um bei der nächsten »Attacke« besser gewappnet zu sein. Mehr Bewegung ist dagegen nicht nur die beste Methode, zusätzliche Kalorien zu verbrauchen und Fettzellen abzubauen, sondern trainiert auch die Muskulatur – sozusagen ganz nebenbei. Benutzen Sie deshalb anstelle des Fahrstuhls regelmäßig die Treppe und legen Sie kurze Strecken zu Fuß zurück, anstatt mit dem Auto zu fahren.

Muskelaufbau

Die funktionelle Fitness-Gymnastik kräftigt die Muskeln. Durch einen regelmäßigen Trainingsreiz, der durch eine wiederholte Bewegung ausgelöst wird, bei der das eigene Körpergewicht wirkt, oder auch durch das Bewegen von Widerständen, zum Beispiel Hanteln oder Tubes, vergrößert sich der Muskelumfang.

Das Überwinden geringer Widerstände erfordert einen geringen Krafteinsatz. Der Muskel ermüdet nicht sofort, eine Überlastung der Muskulatur oder des Nervensystems wird dadurch vermieden. Damit ist sichergestellt, dass der Muskelumfang langsam allmählich, gezielt und kontrolliert zunimmt. Die Gewebe- und Muskelstraffung, die mithilfe der relativ hohen Wiederholungszahlen erreicht wird, macht sich äußerlich recht bald bemerkbar: Die Muskelform zeichnet sich unter der Haut klar erkennbar ab.

❶ Eine Vergrößerung des Muskelumfangs bedeutet nicht einen Zuwachs an Muskelfasern, sondern eine Muskelfaserverdickung, Hypertrophie genannt.

Durch die wiederholte Beanspruchung der Muskulatur beim körperlichen Training wächst die Muskelkraft. Kräftigere Muskeln können das Skelett beziehungsweise den Stütz- und Bewegungsapparat besser halten. Fehlbelastungen bleiben möglicherweise aus, Knochen und Gelenke werden nicht falsch oder überbeansprucht, sie bleiben funktionstüchtig. Eine intakte Skelettmuskulatur reduziert das Verletzungsrisiko bezüglich Verstauchungen, Zerrungen, Muskelfaserrisse und Ähnlichem.

Man kann am Beispiel des Klimmzugs sehen, dass Muskeln verschiedene Arten von Arbeit verrichten müssen: Sie müssen entweder dynamisch agieren oder statisch. Diese unterschiedlichen Arbeitsweisen werden auch bei der Kräftigung berücksichtigt: Muskeln, die vor allem dynamisch arbeiten (auch Aktionsmuskeln genannt) werden isotonisch trainiert, das heißt, sie sollen sich während der Bewegung zusammenziehen (konzentrisch) oder strecken (exzentrisch). Ein Beispiel ist das Trainieren des Bizeps durch Beugen und Strecken des Unterarmes.

Stabilisationsmuskeln werden isometrisch trainiert und so für eine statische Arbeitsweise geschult. Dazu wird im Muskel eine erhöhte Spannung aufgebaut, ohne die Muskellänge zu verändern, etwa beim kräftigen Zusammendrücken der Handflächen vor der Brust, mit dem man die großen Brustmuskeln trainiert. Die isometrische Form wird häufig auch bei krankengymnastischen Übungen eingesetzt. Menschen mit einem Gipsbein oder Menschen, die gezwungenermaßen im Bett liegen, können so ihre Muskeln trainieren und anregen. Damit wird verhindert, dass der Muskel während der Ruhigstellung an Masse abnimmt. Medizinisch wird dieser Vorgang als Muskelatrophie bezeichnet.

Körperstraffung

Einerseits Fett zu verlieren und andererseits Muskeln aufzubauen, gehört beim körperlichen Training unweigerlich zusammen. Beides gemeinsam bewirkt eine insgesamt sportlichere und attraktivere Erscheinung des Körpers. Die Zunahme an Muskelmasse festigt das Gewebe von innen, der Körper wird dabei gestrafft und gewinnt wieder an Form.

Die Körperproportionen verändern sich positiv. So kann es sein, dass ein ausrangiertes Kleidungsstück plötzlich wieder passt, ohne dass man abgenommen hat. Diesen Vorgang bewusst zu steuern und die Figur sanft zu »modellieren«, also auch Problemzonen wie Bauch, Beine und Gesäß gezielt anzugehen, das ermöglicht das Fitness-Gymnastik-Programm.

| Die Trainingsmethoden

Unter einer Trainingsmethode wird das zielgerichtete, planmäßige und effektive Verfahren zum Erzielen bestimmter Trainingswirkungen verstanden. Sie kennzeichnet somit den Weg und das Vorgehen bei der Lösung bestimmter Aufgaben. Bestimmend für die Wahl der richtigen Trainingsmethode beziehungsweise die Kombination verschiedener Methoden sind die Relation von Ziel und Inhalt sowie die individuellen Voraussetzungen des Trainierenden.

Grundlagentraining

Das Grundlagentraining bildet die erste Etappe beim Erlernen und Betreiben einer Sportart. Eine vielseitige und allgemeine Ausbildung möglichst verschiedener grundlegender Leistungsvoraussetzungen steht hier an erster Stelle und bereitet auf die nächsten Etappen vor.

Im Fall von Fitness und Gymnastik sind keine besonderen Fähigkeiten zu erwerben. Auch unsere Muskulatur spricht zum größten Teil gut und zügig auf das Training mit grundlegenden und einfachen Übungen an. Beim Einstieg kommt es also vor allem auf die korrekte Ausführung und auf die richtige Dosierung an. Und darauf, dass man erst einmal komplett von Kopf bis Fuß alle Muskeln und Organsysteme anspricht.

Muskuläre Dysbalancen

Es ist im Grundlagentraining notwendig, alle Muskelpartien gleich intensiv zu trainieren. Vor allem gegenüberliegende Muskeln müssen stets gleichmäßig beansprucht werden, um muskuläre Dysbalancen, das heißt ein Ungleichgewicht zwischen den zusammenarbeitenden Muskeln zu vermeiden. Schmerzhafte Muskelverspannungen, degenerative Gelenkveränderungen und Funktionsstörungen können sonst die Folge solcher Fehlbildungen sein. Das betrifft zum Beispiel den Bizeps und den Trizeps oder die Vorder- und die Rückseite des Oberschenkels. Auch die rechte und die linke Körperhälfte sind in gleicher Art und Stärke zu trainieren, auch wenn es auf der Nicht-Schokoladenseite schwerer fallen sollte.

Verkürzte und abgeschwächte Muskeln

Besondere Aufmerksamkeit sollte auch nicht ausschließlich den Muskeln in den so genannten »Problemzonen« gebühren, sondern vor allem solchen Muskeln, die zur Abschwächung oder Verkürzung neigen. Eine vollständige Entwicklung und Ausschöpfung der konditionellen und koordinativen Fähigkeiten ist mit ihnen nicht möglich, da verkürzte Muskeln nur eine kleine Bewegungsamplitude zulassen. Doch sie mindern nicht nur die Leistungsfähigkeit, sondern erhöhen auch die Verletzungsanfälligkeit des aktiven und passiven Bewegungsapparates. Gelenke und Wirbelsäule werden aufgrund des gestörten Muskelspiels ständig überlastet.

❗ Abgeschwächte Muskeln müssen gekräftigt und verkürzte Muskeln müssen sanft gedehnt werden.

Spezielles Training

Auf ein erfolgreiches Grundlagentraining aufbauend, kann man in einem zweiten Schritt ein Training aufnehmen, welches sich stärker nach einem speziellen Trainingsziel richtet.

Menschen mit Rückenbeschwerden möchten im speziellen Training ihr Augenmerk vielleicht vor allem auf diese Muskelgruppe (und ihren Gegenspieler, die Bauchmuskeln) richten und sie besonders intensiv und mit mehr Wiederholungen trainieren. – Selbstverständlich ohne dabei die anderen großen Muskelgruppen vom Trainingsplan zu streichen!

Dauermethode und Intervallmethode
Im Bereich des Fitnesstrainings kommen vorrangig die beiden folgenden Trainingsmethoden zum Einsatz: die Dauer- und die Intervallmethode.

Die Dauermethode ist gekennzeichnet durch lange gleichmäßige trainingswirksame Belastungen ohne Pausen. Sie ist also umfangsbetont. Die Intensität ist durchgehend eher gering. Für die Fitness-Gymnastik ist diese Art des Trainings optimal geeignet.

Mit Einschränkungen kann auch mit der Intervallmethode gearbeitet werden. Diese zeichnet sich dadurch aus, dass das Training von Pausen unterbrochen wird. Sie werden so gewählt, dass sie nicht zur vollständigen Erholung führen. Die Pausenlänge ist vielmehr so zu gestalten, dass die nächste Belastung dann folgt, wenn man sich eine gleiche Belastung gerade eben wieder zutraut. Man nennt solche Pausen lohnende Pausen, weil der Körper zu dem genannten Zeitpunkt den wesentlichen Anteil der Erholung nach der vorangegangenen Belastung geschafft hat. Die Intensität ist wesentlich höher.

Neben einer gleichmäßigen Dauerbelastung ist allerdings auch eine Variante möglich: Wenn man die Intensität planmäßig variiert (Wechselmethode), ist der Unterschied zur Intervallmethode fließend.

I Die wichtigsten Trainingsmerkmale

Wer auf schlechte Erfahrungen verzichten und möglichst bald Erfolge sehen möchte, sollte die wichtigsten Trainingsmerkmale kennen. Verstehen, was bei einem sportlichen Training im Körper abläuft und warum gewisse Vorgehensweisen so und nicht anders üblich sind, steigert die Effektivität, gibt Sicherheit – und motiviert. Darüber hinaus lernt man auch, sich selbst besser einzuschätzen und nicht zu überfordern.

Belastung und Erholung
Fehlt dem Körper eine regelmäßige ausgewogene Belastung, baut er an Leistungsfähigkeit ab. Mangelnde Fitness und Funktionsuntüchtigkeit zeigen sich nicht nur in den bereits genannten Beschwerden wie Verspannungen, eingeschränkter Beweglichkeit etc. Auch allgemeines Unwohlsein, Schlappheit, körperliche und geistige Erschöpfung können Anzeichen dafür sein, dass der Körper im Alltag nicht genügend in Anspruch genommen wird, um sein Fitnessniveau auch nur zu halten. Eine gezielte Belastung beziehungsweise Herausforderung durch eine sportliche Anforderung oder durch Fitness-Gymnastik dient dem Erhalt beziehungsweise der Steigerung der körperlichen Leistungsfähigkeit.

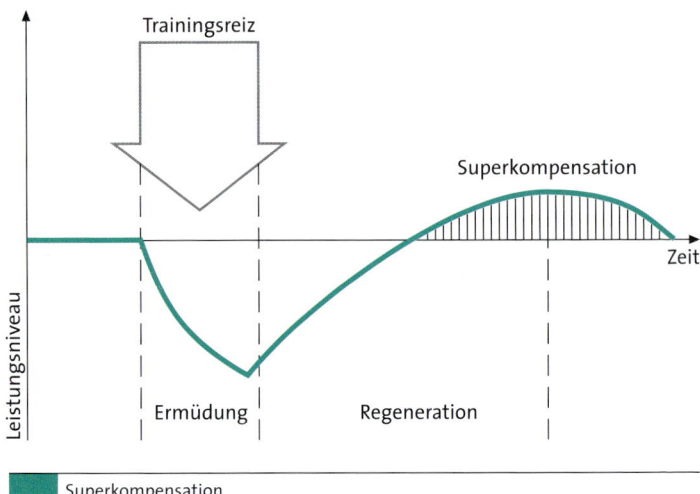

Superkompensation

Aber Belastung und Erholung gehören zusammen und müssen in einem sich wechselseitig bedingenden Prozess als Einheit verstanden und umgesetzt werden. Das heißt, steigert man die körperliche Belastung und Beanspruchung, muss immer auch der erforderliche Erholungsbedarf ermittelt und umgesetzt werden.

Der wirksame Belastungsreiz

Zur Steigerung der Leistungsfähigkeit müssen im Körper Prozesse in Gang gesetzt werden, die man als Superkompensation bezeichnet.

So widersprüchlich es klingt: Um stärker zu werden, müssen Sie den Körper systematisch schwächen. Durch eine ausreichend intensive Belastung (Training) kommt es zu einer verminderten Leistungsfähigkeit (Ermüdung). Es folgt die Phase der Wiederherstellung der Leistungsbereitschaft (Regeneration). Der Organismus reagiert in dieser Zeit mit Anpassungserscheinungen: Um bei der nächsten Belastung besser gewappnet sein, steigert er seine Leistungsfähigkeit. Ist die Phase abgeschlossen, liegt die Leistungsfähigkeit oberhalb des Ausgangsniveaus. Diese »Überkompensation« macht den Trainingserfolg aus.

Wenn Sie beim nächsten Training auf der Basis der neu gewonnenen Leistungsfähigkeit die Belastung erneut ein wenig steigern, reagiert der Körper wieder mit einer Leistungssteigerung. Das erklärt die Bedeutung des immer neuen Belastungsreizes. Es zeigt aber auch, wie wichtig eine ausreichende Ruhephase ist. Ohne Regenerationsphase keine Leistungssteigerung. Im Gegenteil: Wenn man die Trainingsreize zu häufig setzt, entfernt man sich sogar von seinem Ziel: Der Körper kommt nicht mehr nach und wehrt sich. Schlappheit und Muskelkater während der nächsten Tage sind die Folge.

Für den Prozess der Anpassung benötigen die Muskeln mindestens einen Tag Pause (etwa 24 bis 48 Stunden) zwischen den Trainingseinheiten. Wenn man die Trainingsreize zu häufig setzt, wird die Muskulatur einfach überlastet, kann verletzt werden, und man erreicht genau das Gegenteil vom eigentlichen Ziel: Der Körper kommt mit den Prozessen der Anpassung nicht mehr nach. Er reagiert stattdessen mit Schlappheit und Unwohlsein.

Anfänger sollten mit einem Training einmal pro Woche beginnen und die Belastung frühestens nach vier Wochen auf zweimal pro Woche erhöhen. Ab der zehnten Woche kann dreimal pro Woche trainiert werden. Gönnen Sie Körper und Muskeln Zeit, sich an das Training zu gewöhnen. Ein Training mit Fitness-Gymnastik sollte mindestens eine halbe Stunde, aber nicht viel länger als eine Stunde dauern. Auch den Umfang steigern Sie idealerweise ganz allmählich.

Die Uhrzeit ist zweitrangig. Diesbezüglich können Sie Ihren Vorlieben und Ihrer persönlichen Tageseinteilung folgen. Morgendliches Training bringt den Kreislauf in Schwung und lässt Sie mit Energie in den Tag starten. Nachmittags oder abends kann man mit einer Trainingseinheit möglicherweise abschalten vom (Berufs)Alltag. Wichtiger ist, dass Sie regelmäßig trainieren. Wenn Sie einen Termin gefunden haben, der sich optimal in Ihren Tagesablauf einfügt, sollten Sie sich angewöhnen, immer zur gleichen Zeit zu trainieren. Auf einen festen Trainingsrhythmus kann sich auch der Körper besser einstellen. Mit der Zeit »lernt« er, dass in regelmäßigen Abständen eine besondere Belastung bevorsteht, und dadurch kommen die verschiedenen Abläufe, wie zum Beispiel die aerobe Energiebereitstellung, schneller in Gang.

Wiederholungen und Sätze

Um einen Muskel bewusst zu trainieren, wird die geeignete Bewegung mehrfach wiederholt. Wiederholung meint hier die Bewegung von der Ausgangsposition (der zu beanspruchende Muskel ist unverändert), über die Mittelposition (der Muskel ist verkürzt) zurück zur Ausgangsposition (der Muskel befindet sich wieder in der Anfangslänge).

Eine mehrfache kontinuierliche Wiederholung der Bewegung ohne Unterbrechung nennt man einen Satz. Die Wiederholungszahl kann variieren, im Fitnessbereich sind 12 bis 20 Wiederholungen üblich. Fortgeschrittene trainieren zwei oder sogar weitere Sätze. Aber immer ist eine kurze Pause zwischen den einzelnen Sätzen notwendig.

Wie kann ich feststellen, ob eine Belastung ausreichend intensiv ist? Für Anfänger stimmt die Belastung, wenn sie eine Übung über etwa 15 Wiederholungen ohne Schwierigkeiten korrekt ausführen können, wobei die letzten Wiederholungen ruhig etwas schwerer fallen dürfen.

❗ Denken Sie daran: Die technisch einwandfreie Ausführung ist wichtiger als eine hohe Wiederholungs- beziehungsweise Satzzahl!

Wenn nach einiger Zeit regelmäßigen Trainings die vorgegebenen Wiederholungszahlen keinen ausreichenden beziehungsweise geeigneten Reiz mehr auf den beanspruchten Muskel ausüben und keine weiteren Erfolge sich einstellen können, muss die Intensität und damit die körperliche Belastung erhöht werden. Ansonsten führt der Trainingsreiz ausschließlich zur Ermüdung, es findet keine Superkompensation statt.

Pulskontrolle
Eine Belastung richtig einordnen können, das ist für einen Einsteiger unter Umständen gar keine leichte Aufgabe. Einen Gradmesser für die körperliche Belastung stellt der Puls dar.

Als Puls oder Herzfrequenz bezeichnet man die Zahl der Herzschläge pro Minute. Sie können ihn an verschiedenen Stellen des Körpers messen. Bei sportlichen Belastungen ist er deutlich an der Halsschlagader zu spüren oder an der Handschlagader unterhalb des Daumenballes. Man legt dazu zwei Finger an die Innenseite des Handgelenks beziehungsweise an den Hals. Benutzen Sie nicht den Daumen. Er hat einen starken Eigenpuls, der beim Messen stören kann. Zählen Sie die Pulsschläge zehn Sekunden lang und multiplizieren Sie den ermittelten Wert mit sechs.

Drei verschiedene Pulswerte werden unterschieden: Der Ruhepuls ist die Frequenz, mit der das Herz schlägt, wenn sich der Körper in Ruhe befindet. Er beträgt etwa 60 bis 80 Schläge pro Minute. Beim Trainingspuls handelt es sich um den Pulsschlag, der während der Belastung gemessen wird. Der Erholungspuls wird nach Beendigung des Trainings genommen und sollte um etwa 20 bis 30 Schläge unter dem Trainingspuls liegen. Er zeigt an, dass die Erholung einsetzt. Je schneller der Puls wieder den Ruhewert erreicht, desto besser Ihr Fitnesszustand.

Die Herzfrequenz wird allerdings auch durch verschiedene äußere Faktoren beeinflusst: Morgens ist der Puls niedriger als am Abend, im Sommer ist er höher als im Winter. Krankheiten und psychische Belastungen erhöhen den Puls.

Will man einen Richtwert für den optimalen Trainingspuls finden, muss man zwei Dinge berücksichtigen: das Alter und den Trainingszustand. Je älter und je trainierter Sie sind, desto niedriger ist Ihr Puls.

Noch einfacher geht es mit einem Pulsmesser, der über einen Brustgurt mit eingebauten Elektroden die elektronischen Impulse misst, die bei der Kontraktion vom Herzen ausgelöst werden. Über einen Sender wird die Herzfrequenz auf ein Display, eine Art Armbanduhr, übertragen, auf dem Sie sie jederzeit ablesen können. Diese Pulsuhren sind sehr genau und haben den Vorteil, dass Sie Ihr Training nicht für eine Pulskontrolle unterbrechen müssen.

Bei einigen Geräten kann man auch eine Ober- und eine Untergrenze programmieren. Bei Unter- beziehungsweise Überschreitung macht sich der Pulsmesser mit einem Signalton bemerkbar. Eine Anschaffung lohnt sich,

Orientierungshilfe zur Ermittlung des optimalen Trainingspulses					
Ruhepuls	Alter in Jahren				
	bis 30	31 bis 40	41 bis 50	51 bis 60	über 60
unter 50	130	130	125	120	115
51 bis 60	130	130	125	120	115
61 bis 70	135	135	130	125	120
71 bis 80	135	135	130	125	120
81 bis 90	140	135	130	125	120
91 bis 100	140	140	135	130	125
über 100	145	145	135	130	125

wenn es sehr wichtig ist, dass Sie innerhalb eines vorgegebenen Belastungslimits bleiben. Pulsmesser finden auch im Bereich Ausdauersportarten, etwa beim Laufen, Radfahren oder Inline-Skating, häufig Verwendung.

Richtiges Atmen
Normalerweise liegt die Atemfrequenz bei 16 Zügen pro Minute. Bei maximaler Belastung kann sie sich auf 40 bis 60 Züge pro Minute erhöhen. Wenn wir uns belasten, müssen wir schneller atmen, um mehr Sauerstoff aufzunehmen. Erst jetzt schöpfen wir das gesamte Lungenvolumen aus. Achten Sie darauf, trotzdem möglichst gleichmäßig weiter zu atmen. Falsches Atmen oder gar das Anhalten des Atems führt zu einer verminderten Sauerstoffaufnahme. Eine zu große Konzentration auf die Übung verleitet manchmal zur Pressatmung. Anspannungen und Verkrampfungen im Bereich der Atemmuskeln können Kreislaufschwächen hervorrufen.

Ein- und Ausatmen ist so ein natürlicher Vorgang, dass Sie ihn vielleicht noch gar nicht richtig wahrgenommen haben. Um die Atmung einmal bewusst zu spüren, legen Sie sich auf den Rücken und schließen Sie die Augen, sammeln Sie sich. Atmen Sie nun ganz bewusst durch die Nase ein. Spüren Sie, wo der Atem hinfließt: in den Brustkorb beziehungsweise in den Bauchraum. Legen Sie jetzt die Hände auf den Bauch und atmen Sie bewusst in den Bauch hinein. Spüren Sie, wie sich der Bauch hebt. Beim Ausatmen fühlen Sie, wie sich Bauch senkt. Wiederholen Sie die Übung mit Konzentration auf den Brustkorb. Dazu legen Sie die Hände auf die Rippen und erspüren das Heben und Senken beim Ein- und Ausatmen.

🛈 Für die Fitness-Gymnastik gilt: Bei allen Übungen zur Kräftigung wird bei Anspannung der Muskeln ausgeatmet und bei der Rückführung in die Ausgangsstellung eingeatmet. Beim Stretching wird nach Einnehmen der Dehnposition ruhig weiter geatmet.

Trainingsregeln

Trainingsregeln sind Handlungsorientierungen zur Ausführung gezielter Tätigkeiten und sollen ein systematisches und effektives Üben sichern. Manche Regeln leiten sich aus der Trainingswissenschaft her und beruhen auf den trainingsmethodischen Prinzipien oder Gesetzmäßigkeiten. Andere beruhen eher auf persönlichen Erfahrungen.

Trainieren Sie nur dann, wenn Sie sich körperlich fit fühlen. Wenn Sie müde sind oder eine Erkältung im Anzug ist, sollten Sie das Training verschieben. Finden Sie einen geeigneten Ort, an dem Sie ungestört und mit genügend Platz alle Übungen durchführen können.

Versuchen Sie bei jeder Übungen, sich genau auf die richtige Ausgangsposition und eine korrekte Bewegungsausführung zu konzentrieren. Ein großer Spiegel erleichtert die Selbstkontrolle.

Achten Sie auf Ihre körperliche Grundspannung. Prüfen Sie vor jeder Übung, ob Sie aufrecht stehen oder sitzen. Heben Sie die Brust etwas an, ziehen sie den Bauch zur Wirbelsäule und spannen Sie das Gesäß an.

Halten Sie Ihre Ellbogen- und Kniegelenke bei allen Übungen leicht gebeugt und führen Sie eine Bewegung nie »bis zum Anschlag« aus.

Wenn bei einer Übung die Knie gebeugt werden, sollten sie immer gelenkschonend bewegt werden, das heißt in Richtung Fußspitzen und nicht zur Seite.

Sollten Atembeschwerden auftreten, Schwindel oder Übelkeit, dann sollten Sie das Training abbrechen oder zumindest eine Pause machen. Das Gleiche gilt bei Schmerzen. Möglicherweise gibt es auch die ein oder andere Übung, die Sie nicht schmerzfrei oder nur mit ganz wenigen Wiederholungen ausführen können. Hören Sie auf Ihren Körper und beachten Sie solche Signale.

Vergleichen Sie Ihre Trainingsleistungen und -fortschritte nicht mit denen anderer Menschen. Persönliche und körperliche Voraussetzungen und Ausgangsbedingungen können so unterschiedlich sein, dass auch Trainingserfolge nicht vergleichbar sind.

Der Aufbau von Trainingseinheiten

Die einzelne Trainingsstunde

Jede Trainingsstunde stellt einen Baustein im Gesamttraining dar. Sie ist dreigeteilt und besteht immer aus einem einführenden Teil, der vor allem der körperlichen Erwärmung und Vorbereitung dient. Ihm folgt der Hauptteil, der je nach Schwerpunkt oder Trainingsziel gestaltet wird. Den Abschluss bildet ein ausklingender, regenerativer Teil. Innerhalb dieser Dreiteilung sollte das Training durchaus nicht immer gleich verlaufen. Die Variation der Belastung hat einen förderlichen Aspekt. Das Angebot an

Übungen ist groß genug, dass man nicht immer dasselbe Programm absolvieren muss. Verändern Sie die Abfolge der Übungen, tauschen Sie Übungen aus. Trainieren Sie eine Variation. Setzen Sie Handgeräte ein. Mit anderen Worten: Sorgen Sie für Abwechslung, denn jede Abwechslung bedeutet einen neuen Trainingsreiz.

Das Warm Up

Ein paar Minuten langsam gesteigerte Bewegung sind notwendig, um den gesamten Körper auf die gleich anschließenden Belastungen vorzubereiten. Das Herz-Kreislauf-System kommt in Schwung, die Sauerstoffaufnahme wird angekurbelt, Muskeln und Gelenke erwärmen sich. Das verhindert Verletzungen und erhöht die Reaktionsfähigkeit, das heißt die Bereitschaft der Muskulatur, auch eine ungewohnte Aufgabe zu erfüllen.

Wirkung der Erwärmung

- Verbesserung des Leistungsvermögens und der Belastungsverträglichkeit
- Beschleunigung der Stoffwechselprozesse
- Herabsetzung der Verletzungsanfälligkeit
- Optimierung neuromuskulärer Abläufe
- Erhöhung der Reaktionsfähigkeit

Der Hauptteil

Im Mittelpunkt des Trainings steht das Körpertraining. Ihm kommt auch zeitlich der größte Anteil zu. Je nach Trainingsziel und Aufgabenstellung kann man den Hauptteil nochmals untergliedern. In unserem Fall etwa durch die Unterteilung der Muskulatur in größere Bereiche oder die Zweiteilung in einen Teil ohne und einen Teil mit Trainingsgeräten oder durch Schwerpunkte wie zum Beispiel ein besonderes Rückentraining.

Die Intensität und der Schwierigkeitsgrad der einzelnen Übungen richten sich nach dem individuellen Leistungsvermögen.

Große Muskelgruppen sollten immer zuerst trainiert werden. Wir beginnen also mit Beinen, Brust und Rücken. Dann folgen das Gesäß, die Arme und der Bauch. Es ist sinnvoll, den Bauch erst am Schluss zu »bearbeiten«, da seine Muskeln, die der Stabilisation des Körpers dienen, mehr oder weniger an allen Bewegungen beteiligt sind und nicht vorschnell ermüden dürfen.

Das Cool Down

Jede Trainingseinheit sollte mit einem ruhigen Teil ausklingen. Ein Abwärmen mit Bewegungen von geringer Intensität beschleunigt die gesamten Erholungsvorgänge im Körper. Der Blutdruck normalisiert sich, die Herzfrequenz sinkt, die Atmung wird wieder ruhig und der Muskeltonus pegelt sich wieder ein. Das entstandene Laktat und andere Abfallprodukte werden abtransportiert, und die Energiespeicher können sich wieder füllen.

Stretching eignet sich für diesen Abschnitt hervorragend, denn es bringt die zuvor beanspruchte Muskulatur sanft in ihre Ausgangsform zurück. Sie können den Ausklang einer Trainingseinheit auch noch entspannender gestalten, in dem Sie einen Saunabesuch anhängen, ein warmes, entspannendes Bad nehmen oder wohl temperiert duschen. Eine Massage ist ganz besonders angenehm. Wer sich noch etwas mehr Entspannung wünscht, kann Atmungsübungen, Muskelentspannungstechniken wie die »Progressive Muskelrelaxation« oder autogenes Training anschließen.

Längerfristige Trainingsplanung
Über einen längeren Zeitraum systematisch und kontinuierlich trainieren ist der einzige Weg zum Erfolg. Ein Trainingsplan legt fest, welche Leistungen innerhalb eines festgelegten Zeitraums mit bestimmten Zielen, Inhalten, Methoden und Strukturen erreicht werden sollen. Damit legt der Übungsplan den Ablauf einer Trainingseinheit fest, was eine große organisatorische Erleichterung ist. Und er garantiert, dass die Belastung tatsächlich systematisch und nicht aus dem Bauch heraus gesteigert wird. So führt er einem auch den eigenen Fortschritt vor Augen und ist dadurch eine Motivation, weiterzumachen.

Es ist sinnvoll, sich knappe Notizen über den Ablauf des Trainings zu machen. So findet man auch schnell heraus, mit welchen Trainingsformen und mit welchen Übungen man persönlich gut zum Ziel kommt.

▎ Erstellen eigener Übungspläne
Für den Übungsplan ist zunächst das konkrete Trainingsziel zu definieren. Dazu sind Fragen zu beantworten: Was soll mit der Fitness-Gymnastik erreicht werden? Was kann in welcher Zeit real erreicht werden? Was kann kurzfristig erreicht werden? Lassen sich Teilziele festlegen?

Je genauer Sie Ihr Ziel formulieren können, desto besser. Zum Beispiel: Ich möchte in den kommenden sechs Monaten mein Gewicht um zehn Kilogramm reduzieren. Ich möchte meine Ausdauer stabilisieren. Ich möchte meine Körperhaltung verbessern. Ich möchte meine Muskeln aufbauen. Ich möchte aktiv etwas gegen meine Rückenschmerzen tun.

Auf einem Trainingsplan sollten sich längerfristige und kurzfristige Etappenziele finden: Formulieren Sie ein Ziel, das Sie innerhalb des nächsten Jahres, und solche, die sie innerhalb der nächsten sechs Monate, im kommenden Monat und in der kommenden Woche erreichen wollen. Teilziele, die man innerhalb einer überschaubaren Frist unter »erreicht« verbuchen kann, stärken den Willen zum Durchhalten und motivieren.

Der zweite Schritt ist die Zusammenstellung des Grundlagentrainings. Nach etwa vier bis sechs Wochen kann das Grundlagentraining dann um ein spezielles Training erweitert werden beziehungsweise abwechselnd mit einem solchen durchgeführt werden.

In einem dritten Schritt werden die Übungen festgehalten, mit denen das Training über den festgelegten Zeitraum gestaltet werden soll. Und auch, wie viele Sätze mit wie vielen Wiederholungen Sie absolvieren wollen.

Jede Trainingseinheit beginnt mit Warm Up und endet mit Cool Down. Die Abfolge der Übungen sollte ebenso variieren, wie die Übungen selbst. Zu jeder Muskelpartie finden Sie im praktischen Teil verschiedene Übungen. Legen Sie genau fest, welche Variation sie wann trainieren wollen.

Einschätzung der eigenen Leistungsfähigkeit

Um einen individuellen Übungsplan aufzustellen, muss man seine körperlichen Voraussetzungen einschätzen können. Steht man erst am Anfang oder hat man bereits Erfahrung gesammelt, zum Beispiel im Fitnessstudio oder mit einer anderen Sportart? Als Fortgeschrittenen mag sich bezeichnen, wer bereits mehr als ein halbes Jahr trainiert hat.

Diverse Gesundheitseinrichtungen, Sportstudios und Sportärzte bieten Muskelfunktionstests an, welche vor allem die motorischen Fähigkeiten Kraft, Ausdauer und Beweglichkeit prüfen. Der Krafttest gibt Aufschluss darüber, wie gut Muskelgruppen in der Lage sind, eine bestimmte Position korrekt zu halten, ohne dass es zur Muskelermüdung kommt, oder wie oft hintereinander eine Bewegung, zum Beispiel Liegestütze, korrekt durchgeführt werden kann. Der amerikanische Arzt und Physiologe Kenneth H. Cooper hat ein einfaches Testverfahren zur Ermittlung der Ausdauerleistungsfähigkeit entwickelt: Der Proband muss in zwölf Minuten eine möglichst weite Strecke zurücklegen. Beinahe genauso bekannt ist der Stufentest, bei dem man drei Minuten lang eine Stufe auf- und absteigt und anschließend den Puls überprüft. Bei einem Beweglichkeitstest prüft man wieder einzelne Muskeln und welchen Bewegungsradius der Proband erreicht. Für diese Tests gibt es Richtwerttabellen, nach denen das Ergebnis ausgewertet und die Leistungsfähigkeit eingestuft wird.

Nutzen Sie für den Einstieg die im hinteren Teil des Buches zusammengestellten Übungspläne. Sie helfen Ihnen, das gesamte Übungsprogramm gründlich kennen zu lernen und ein Grundlagentraining zu beginnen. Wenn Sie nach einiger Zeit die Trainingsprinzipien und die Bewegungsabläufe verinnerlicht haben und bereits eine Art »körperliche Rückmeldung« erfahren haben, werden Sie in der Lage sein, eigene Trainingsprogramme zusammenzustellen.

Die Motivation

Egal, was Ihnen das Fernsehen, Zeitschriften oder das Internet versprechen: »In nur 10 Tagen zur Traumfigur« kann niemand kommen. Es bedarf schon mindestens sechs Wochen, ehe erste Erfolge sichtbar werden. Viele überschätzen auch das Mögliche und Machbare. Treten Sie einmal vor den Spiegel: Stellen Sie fest, in welcher Ausgangsposition Sie sich befinden. Betrachten Sie Ihren Körperbau. Was der Knochenbau vorgibt, ist nicht zu ändern. Aber die Muskeln, die die weiteren Proportionen ausmachen, sind beeinflussbar.

Und man muss Geduld aufbringen. Besonders in den ersten Wochen wird man immer wieder seinen inneren Schweinehund überwinden müssen, um dranzubleiben. Organisation ist die halbe Miete. Tragen Sie

Ihren Fitness-Termin von vornherein als regelmäßig und nicht bei Bedarf verschiebbar im Kalender ein. Wenn jemand Ihnen etwas anderes vorschlägt oder Sie um Hilfe bittet, denken Sie kurz nach: Sie sind bereits »verabredet«! Erwägen Sie, ob das Training wirklich verschoben werden muss. Und wenn in einem Wochenplan scheinbar kein Platz für Fitness-Gymnastik sein sollte – schaffen Sie sich welchen!

Eine zweite Person könnte Sie bei Ihrem neuen Vorhaben (moralisch) unterstützen. Möglicherweise findet sich sogar eine kleine Gruppe Gleichgesinnter, mit gleichen Zielen und ähnlichen Voraussetzungen? Machmal fällt es einem gemeinsam mit anderen leichter, einen derartigen Termin regelmäßig einzuhalten. Ein Trainingspartner kann einen nicht nur aufmuntern, er kann auch eine falsche Bewegungsausführung korrigieren, bevor sie sich im Gehirn festgesetzt hat.

Bei allem lobenswerten Einsatz ist zu bedenken: Man sollte seine Ziele nicht zu hoch stecken und sich nicht überschätzen. Ziele müssen erreichbar sein. Besser ist es, in kleinen (dann größer werdenden) Schritten voranzugehen. All denen, die nach der Anfangseuphorie und den ersten Erfolgen Schwierigkeiten haben, am Ball zu bleiben, seien noch ein paar Tipps mit auf den Weg gegeben:

Trainieren Sie zu Musik. Die Lieblingsmusik im Hintergrund motiviert. Belohnen Sie sich nach den ersten wirklich spürbaren Trainingserfolgen mit einem Buch, einer CD, einem Kino-Besuch oder auch neuen Sportsachen. Und gönnen Sie sich solche Dinge auch, wenn Sie mal an einen Tiefpunkt gelangen. Eine kurze Trainingsunterbrechung bewahrt Sie vielleicht davor, das Vorhaben völlig aufzugeben und verhilft zu einem neuen Anfang. – Denken Sie positiv und motivieren Sie sich selbst, wenn es sonst niemand tut: Freuen Sie sich, »dass mein Bauch bald flacher ist und meine Oberschenkel bald straffer sein werden«, anstatt zu denken: »Das wird ja nie etwas!«

Motivation ist der Schlüssel zum Erfolg. Sie sorgt durch positiven Stress für die Ausschüttung der so genannten Glückshormone wie Adrenalin oder Noradrenalin. Die perfekte Fitness-Gymnastik soll vor allem Spaß machen. Erleben Sie Ihren Körper bewusst und genießen Sie jede Übungsstunde als etwas Gutes, das Sie sich tun. Sport und Bewegung sind eine Möglichkeit, sich selbst zu spüren.

Perfekte
Fitness-Gymnastik

▌ Ein Wort vorab

Bevor Sie mit dem Übungsprogramm beginnen, sollte Sie Bekleidung und Ausstattung prüfen. Die wichtigsten Punkte, die dabei zu beachten sind, finden Sie unten. Verschaffen Sie sich einen Überblick über die Abfolge und Einteilung der Übungen im praktischen Teil und lernen Sie, wie eine Übungsbeschreibung aufgebaut ist.

Richtige Ausstattung

Eine besondere Bekleidung ist nicht notwendig. Jeder sollte tragen, worin er sich wohl fühlt. T-Shirt, Hose etc. sollten bequem sein und Ihnen genügend Bewegungsfreiheit lassen. Wer sich ein neues Outfit zulegen möchte, sollte das tun. Möglicherweise steckt darin eine zusätzliche Motivation: Es sorgt für gute Laune und weckt den Ehrgeiz. Geeignet ist Trainingsbekleidung aus Baumwolle oder anderen Schweiß aufsaugenden Gemischen mit Lycra.

Geeignete Schuhe sind schon wichtiger. Sie sollten stabil sein, eine feste Sohle haben und rundum sicheren Halt geben. Eine Verstärkung im Vorderfuß sowie eine Längs- und Seitenstabilisierung verhindern ein Umknicken des Fußes. Zudem sollten sie eine Einkerbung für die Achillessehne vorweisen. Das Material sollte atmungsaktiv und luftdurchlässig sein.

Da ein Teil der Übungen auf dem Boden oder in bodennahen Positionen ausgeführt wird, sollten Sie sich bereits zu Trainingsbeginn eine stabile und rutschfeste Matte zulegen. Sie hemmt Stauchungen und stellt somit auch eine Verletzungsprophylaxe dar. Das Angebot an Gymnastikmatten ist groß. Die meisten Matten sind stoffüberzogen und bestehen aus verschiedenen Schaumstoffmaterialien. Ihre Funktion erfüllen sie alle. Wählen Sie also eine Matte, deren Oberfläche Ihnen angenehm ist und die Ihnen und von der Ausführung gefällt. Matten, die sich zusammenklappen oder -rollen lassen, kann man schnell und unkompliziert verstauen.

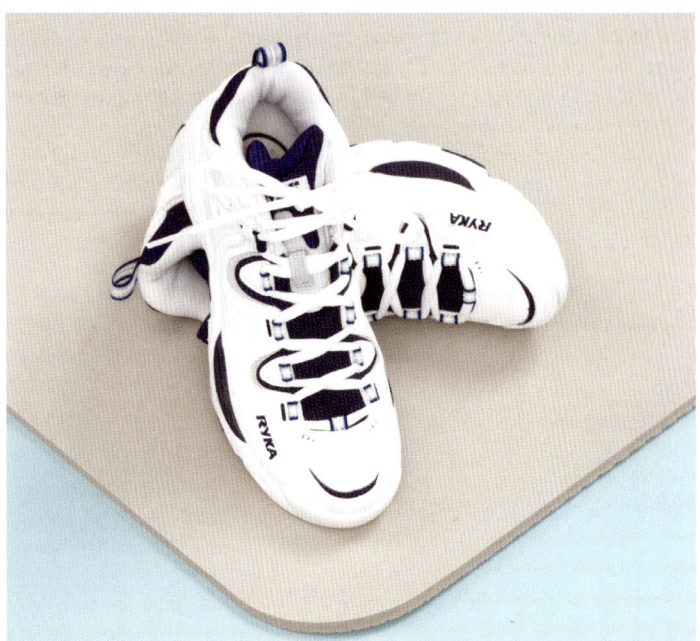

Später, wenn Sie sich mit den Grundlagen der Fitness-Gymnastik vertraut gemacht haben, werden Sie möglicherweise Interesse am Einsatz kleiner Trainingshelfer bekommen. Weitere Ausführungen dazu folgen an entsprechender Stelle.

Systematik des praktischen Teils
Der praktische Teil ist untergliedert in die Hauptabschnitte
- Aufwärmen
- Körpertraining
- Stretching und Entspannung

Im Hauptteil sind die einzelnen Übungen des Körpertrainings wiederum in drei Abschnitte unterteilt, die funktionellen Einheiten folgen
- Schultern, Brust und Arme
- Bauch, Seite und Rücken
- Gesäß, Oberschenkel und Waden

Ein zusätzlicher Abschnitt zu Übungen mit kleinen Handgeräten schließt diesen Teil ab.

Auf jeder Seite befindet sich eine Übung. Auf der Abbildung ist in der Regel die Hauptphase der Übung (beim Aufwärmen und beim Körpertraining) beziehungsweise die Endposition (beim Strechting und bei der Entspannung) zu sehen.

Die Übungsbezeichnung nennt den bei der Ausführung hauptsächlich angesprochenen Muskel (Ausnahme sind die Aufwärmübungen und Entspannungsübungen, sie tragen Namen). Dann folgt eine Übungsbeschreibung in der immer gleichen Abfolge:

Wirkung:
Welchem Zweck dient die beschriebene Übung?

Trainingsgerät:
eventueller Einsatz eines Handgerätes

Ausgangsstellung:
Anweisung zur korrekten Anfangsposition

Ausführung:
Beschreibung der Bewegung, die ausgeführt werden soll

Wichtig:
Besonderheiten, die beachtet werden müssen, um eine funktionell richtige Ausführung zu gewährleisten

Belastung:
Empfehlungen zur Zahl der Wiederholungen beziehungsweise zum Zeitraum, über den eine Position gehalten werden soll

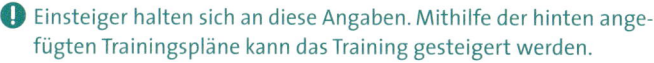 Einsteiger halten sich an diese Angaben. Mithilfe der hinten angefügten Trainingspläne kann das Training gesteigert werden.

Variationen:
Hinweise, wie die gleiche Übung anders (abwechslungsreiches Training fördert die Koordination) beziehungsweise anspruchsvoller ausgeführt werden kann

Die Trainingspläne im Anschluss sind auf Einsteiger, Fortgeschrittene und Erfahrene zugeschnitten. Sie beinhalten Kombinationen der Übungen, wie sie in einer Trainingseinheit ausgeführt werden können. Dabei wird die Belastung im 14-Tage-Rhythmus gesteigert, indem Satz- und Wiederholungszahlen erhöht werden.

Ⅰ Aufwärmen

Die sich langsam steigernde Intensität der Bewegungen beim Warm Up bereiten den gesamten Körper auf die anschließenden Belastungen vor. Dabei wird das Herz-Kreislauf-System und die Sauerstoffversorgung angekurbelt, die Muskeln und die Gelenke werden erwärmt. Das Aufwärmen beugt Verletzungen wie Muskelfaserrissen, Krämpfen oder Sehnenansatzreizungen vor. Es erhöht die Reaktionsfähigkeit, die es dem Muskel erleichtert, auch eine ungewohnte beziehungsweise neue Aufgabe auszuführen. Das setzt die Verletzungsanfälligkeit herab.

Auch aus psychischer Sicht ist das Aufwärmen eine notwendige Einstiegsphase. Druck und Stress des Alltags, drängende Termine und noch nicht erfüllte Aufgaben muss man erst einmal hinter sich lassen, um seine Aufmerksamkeit für die Dauer des Trainings ganz auf die hier gestellten Aufgaben und Anforderungen zu richten.

Ganz allgemein kann man die Muskeln auch mit Laufen, Inline-Skaten, Treppensteigen, Springseilspringen, Radfahren oder Walken aufwärmen. Entscheidend ist, dass man sich etwa fünf bis zehn Minuten aktiv erwärmt. Für eine Erwärmung vor dem Fitness-Gymnastik-Programm eignen sich aber auch die folgenden Übungen, welche die Muskeln bereits gezielt ansprechen. Sie sind unkompliziert und werden locker und ohne große Anstrengung durchgeführt.

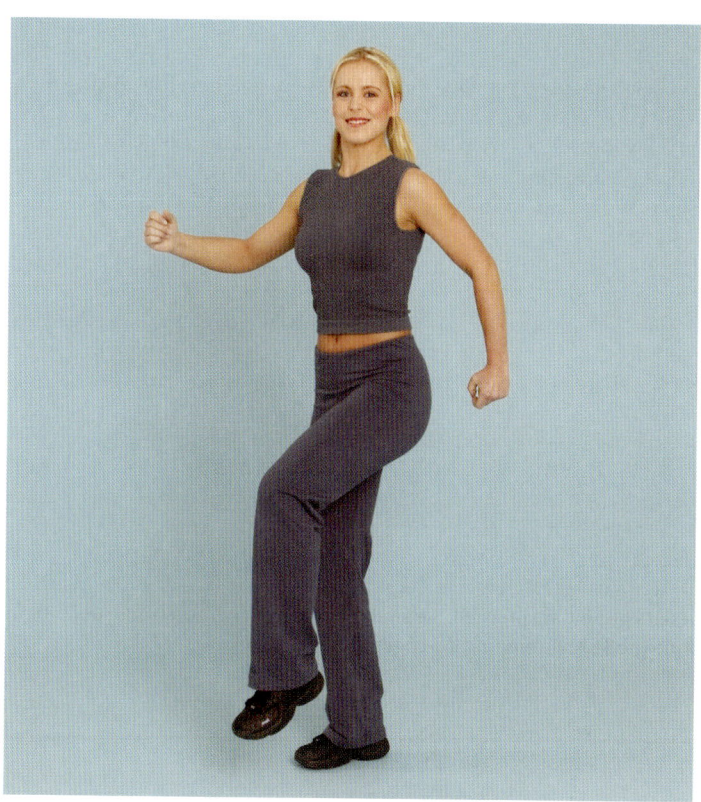

Marschieren

Wirkung: Erwärmung des gesamten Körpers

Ausgangsstellung: Stand mit hüftbreit geöffneten Füßen, die Arme ange-
winkelt an die Seite nehmen

Ausführung: auf der Stelle marschieren, die Arme schwungvoll nach vorn
und hinten mitführen

Wichtig: aufrecht stehen, den Körper anspannen, der Rücken ist gerade

Belastung: mehrmals wiederholen, erst mit dem rechten, dann mit dem
linken Fuß beginnend, mindestens 10-mal pro Seite

Variationen:

- mit leichter Vorwärtsbewegung marschieren
- Füße nicht vom Boden abheben, nur im Wechsel von der Fußspitze bis
  zu den Fersen abrollen

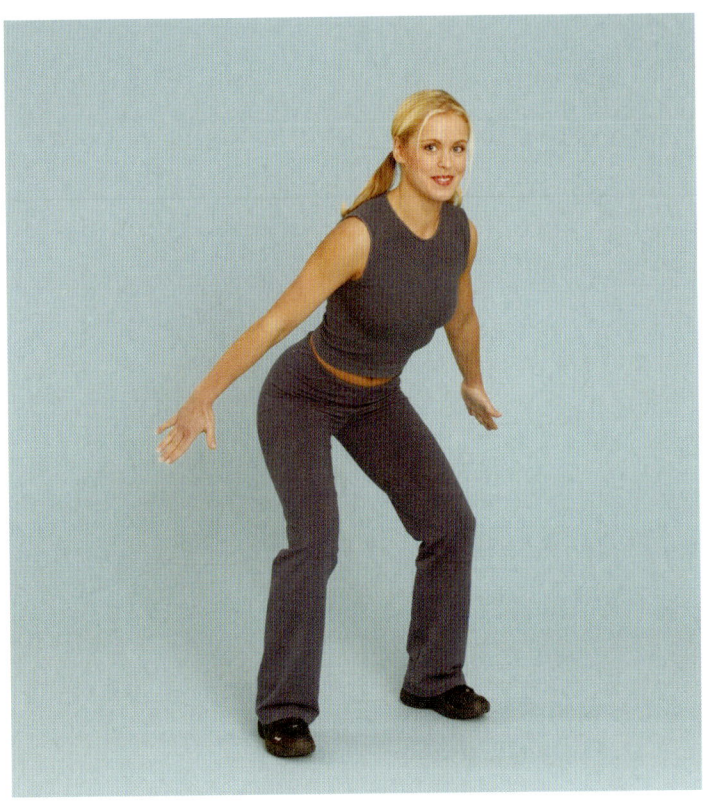

Kniebeugen

Wirkung: Erwärmung der Oberschenkelmuskeln

Ausgangsstellung: Stand mit hüftbreit geöffneten Füßen, die Füße stehen parallel zueinander, die Arme an die Seite nehmen

Ausführung: in die Kniebeuge gehen, bis Ober- und Unterschenkel etwa einen rechten Winkel bilden

Wichtig: der Rücken bleibt gerade, die Knie nicht tiefer als angegeben beugen, das Körpergewicht lastet auf den Fersen

Belastung: mehrmals wiederholen, mindestens 10-mal

Variationen:

— Arme auf dem Rücken ablegen

— Arme nach vorn führen

— die Kniebeuge stufenweise durchführen, mit ganz kleinen Bewegungen

— Beine nicht so weit öffnen

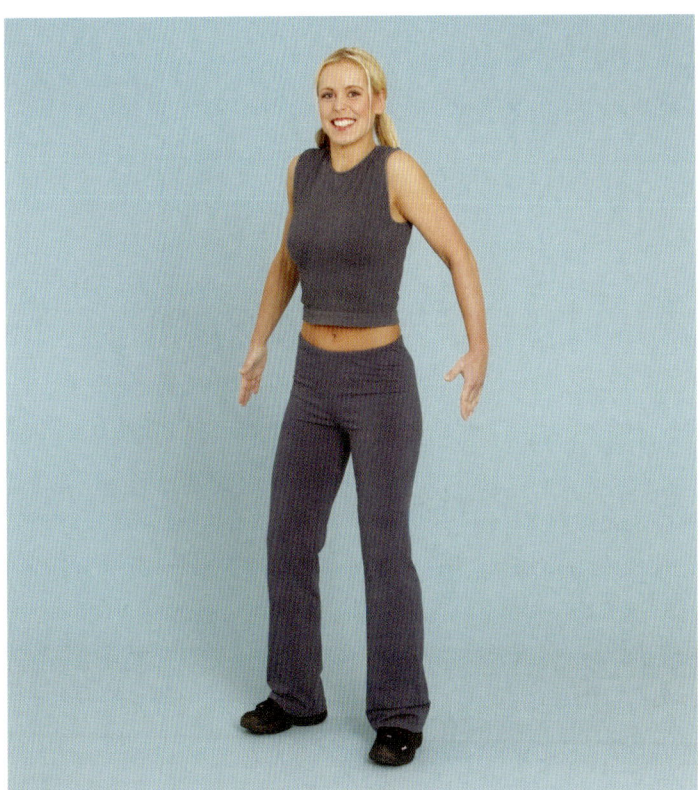

Schulternkreisen

Wirkung: Erwärmung des Oberkörpers

Ausgangsstellung: Stand mit hüftbreit geöffneten Füßen, beide Beine dabei leicht beugen, die Arme locker an die Seite nehmen

Ausführung: beide Schultern zurückkreisen, die Arme bewusst mitführen

Wichtig: aufrecht stehen, den Körper anspannen, der Rücken ist gerade

Belastung: mehrmals wiederholen, mindestens 10-mal

Variationen:

- Schultern nach vorn kreisen
- Schultern mit größerer bzw. kleinerer Ausholbewegung kreisen
- Arme kreisen

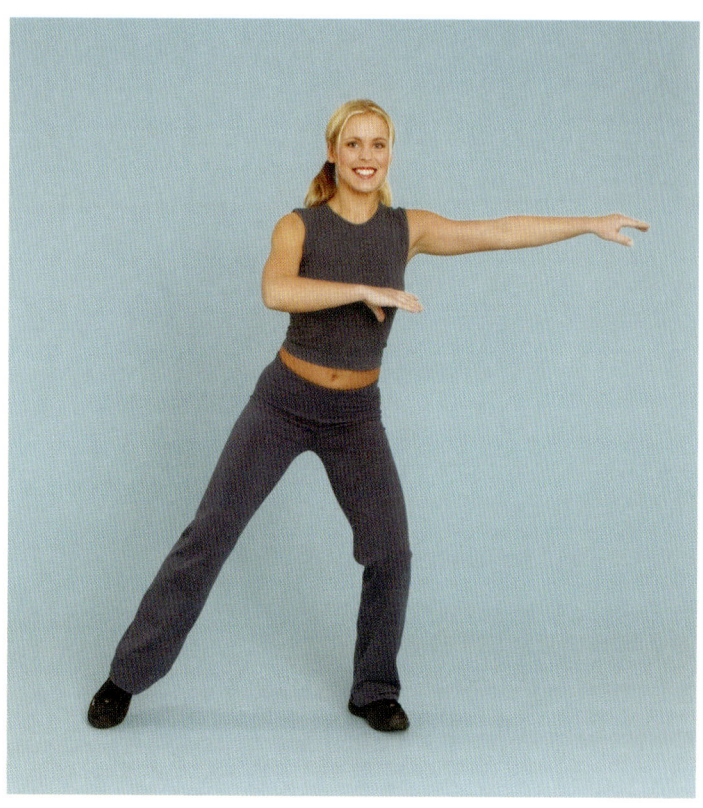

Gewichtsverlagerung

Wirkung: Erwärmung des gesamten Körpers

Ausgangsstellung: Stand mit hüftbreit geöffneten Füßen

Ausführung: Gewicht auf das rechte Bein verlagern, das linke ist fast gestreckt, die Arme schwingen vor dem Körper locker zur Seite mit

Wichtig: den Körper anspannen, der Rücken ist gerade, das gebeugte Knie zieht über die Fußspitze

Belastung: mehrmals wiederholen, erst mit der rechten, dann mit der linken Seite beginnend, mindestens 10-mal pro Seite

Variationen:
- Arme kreisförmig schwingen
- Oberkörper weit nach vorn neigen

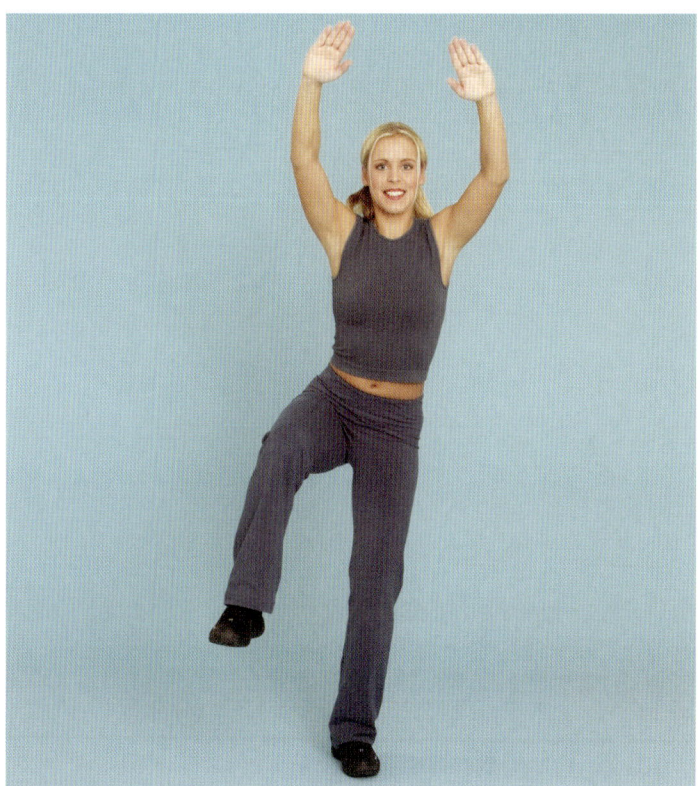

Knieheben

Wirkung: Erwärmung des gesamten Körpers

Ausgangsstellung: Stand mit hüftbreit geöffneten Füßen

Ausführung: im Wechsel ein Knie anheben, das Standbein ist leicht gebeugt, die Arme mit nach oben nehmen

Wichtig: aufrecht stehen, den Körper anspannen, der Rücken ist gerade, die Knie nicht höher heben als bis zur Hüfte

Belastung: mehrmals wiederholen, erst mit dem rechten, dann mit dem linken Knie beginnend, mindestens 10-mal pro Seite

Variationen:

- Arme nach vorn nehmen
- Knie zeigen beim Anheben zur Seite

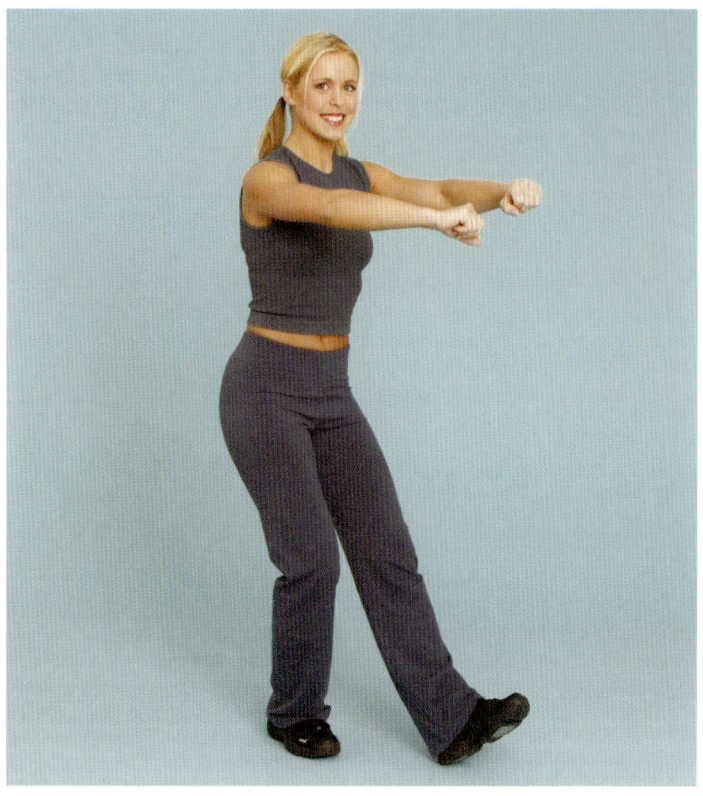

❙ Ferseaufstellen

Wirkung: Erwärmung des gesamten Körpers
Ausgangsstellung: Stand mit hüftbreit geöffneten Füßen
Ausführung: im Wechsel eine Ferse auf dem Boden aufstellen, das Standbein ist leicht gebeugt, die Arme im Rhythmus nach vorn nehmen
Wichtig: aufrecht stehen, den Körper anspannen, der Rücken ist gerade
Belastung: mehrmals wiederholen, erst mit der rechten, dann mit der linken Ferse beginnend, mindestens 10-mal pro Seite
Variationen:
— Arme vor dem Oberkörper anwinkeln und die Unterarme im Rhythmus in Richtung Schultern führen
— Fersen zeigen beim Aufstellen zur Seite

▌ Das Körpertraining

Den Hauptteil des Trainingsprogramms bilden die folgenden Übungen, mit denen Sie den Körper von Kopf bis Fuß trainieren können. Für jede große Muskelgruppe werden Übungen gezeigt, die sowohl die Figur straffen als auch den Muskelaufbau fördern.

Neben dem individuellen Bedürfnis, eine Körperpartie gezielt zu bearbeiten, gibt es gewissermaßen Pflichtbereiche, denen Ihre Aufmerksamkeit gelten sollte. Gemeint sind Muskeln, die im oft bewegungsarmen Alltag oder durch unfunktionelle oder falsche Bewegungen zur Abschwächung neigen und gekräftigt werden müssen, damit sich der Bewegungsapparat wieder im Gleichgewicht befindet. Das betrifft in der Regel die gesamte Rückenmuskulatur, die Bauchmuskeln, die hinteren Oberarmmuskeln und die Gesäßmuskeln.

Achten Sie bei allen Bewegungen auf die korrekte Führung der Gelenke. Diese dürfen niemals überstreckt, das heisst, nicht bis zum Anschlag gebracht werden. Es ist funktionell richtig und schont das Gelenk, die Bewegung kurz vorher abzubremsen. Bei Bewegungen in der Bauchlage oder aus der Bankstellung heraus ist der Kopf in Verlängerung der Wirbelsäule zu halten, der Blick ist nach unten gerichtet. Beim Beugen der Kniegelenke ist stets darauf zu achten, dass die Knie zu den Fußspitzen zeigen.

Denken Sie noch einmal an die korrekte Atmung. Da sie für Untrainierte etwas ungewohnt sein mag, erfordert sie anfangs Ihre besondere Aufmerksamkeit: Um die Übungen ökonomisch auszuführen, wird bei der Muskelanspannung (Kontraktion) ausgeatmet, bei der Muskelentspannung und auf dem Weg zurück in die Ausgangsposition (Verlängerung) wieder eingeatmet.

Wir beginnen mit speziellen Übungen für die Schulter-, Brust- und Armmuskeln, es folgen Übungen für den Bauch, die Seite und den Rücken. Anschließend werden die Gesäß-, Oberschenkel- und Wadenmuskeln trainiert. Insgesamt sollten etwa 20 bis 30 Minuten der Trainingseinheit auf diese Übungen verwendet werden.

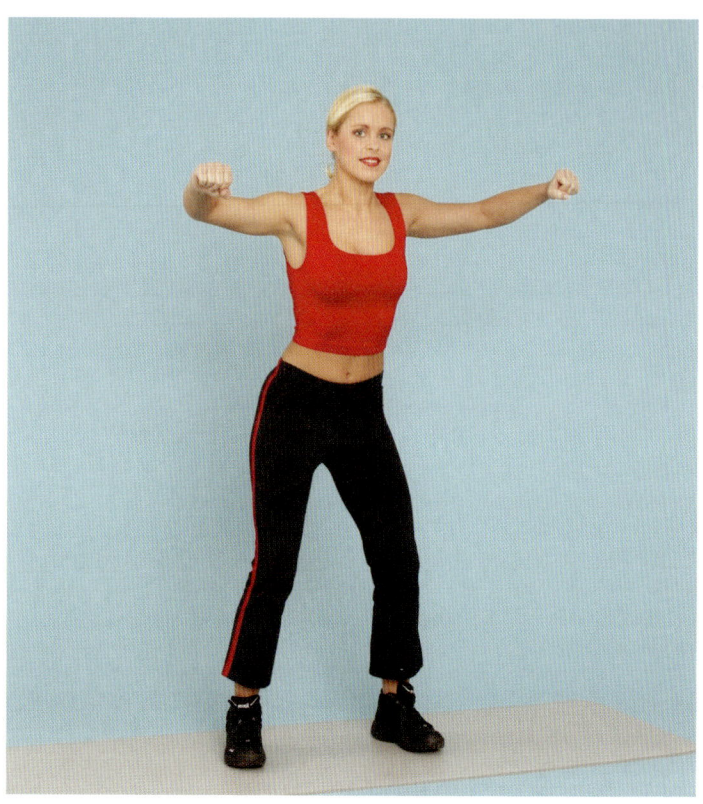

Die Schultermuskeln

Wirkung: Kräftigung der Schultergürtelmuskeln

Ausgangsstellung: Stand mit hüftbreit geöffneten Füßen, beide Beine leicht beugen, die leicht gebeugten Arme hängen locker an der Seite

Ausführung: die Arme vor dem Oberkörper kraftvoll von unten zur Seite führen und wieder zurück in die Ausgangsstellung

Wichtig: aufrecht stehen, den Körper anspannen, der Rücken ist gerade, Schulter nicht hochziehen

Belastung: 15 bis 20 Wiederholungen

Variationen:

- Hände aus- beziehungsweise eindrehen
- Arme bis in Schulterhöhe nach vorn führen

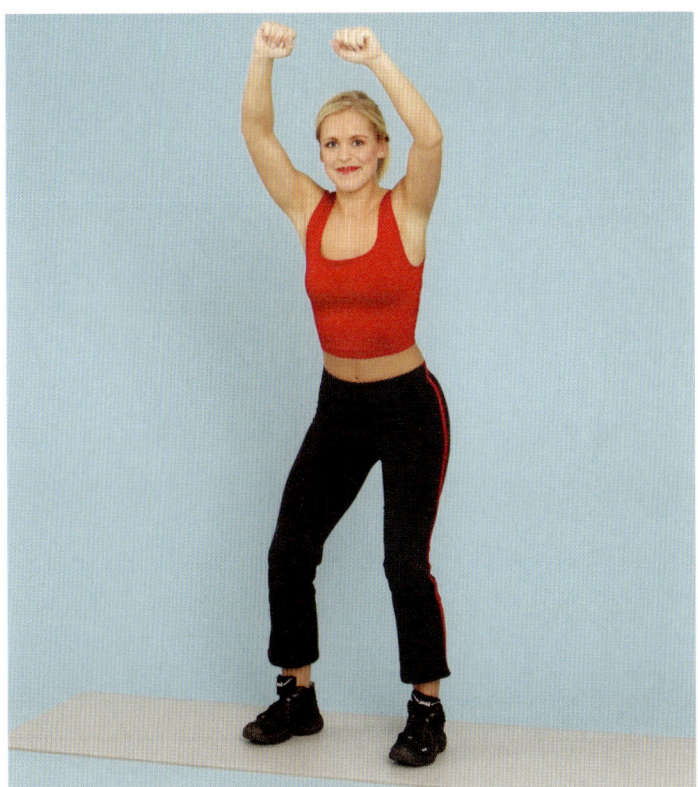

Die Schultermuskeln

Wirkung: Kräftigung der Schultergürtelmuskeln

Ausgangsstellung: Stand mit hüftbreit geöffneten Füßen, beide Beine leicht beugen, die leicht gebeugten Arme in Brusthöhe vor den Oberkörper nehmen

Ausführung: die Arme kraftvoll nach oben führen und wieder zurück in die Ausgangsstellung

Wichtig: aufrecht stehen, den Körper anspannen, der Rücken ist gerade, Schulter nicht hochziehen

Belastung: 15 bis 20 Wiederholungen

Variationen:

— Arme rechtwinklig gebeugt nach oben führen
— Arme in der Hochhalte kreuzen

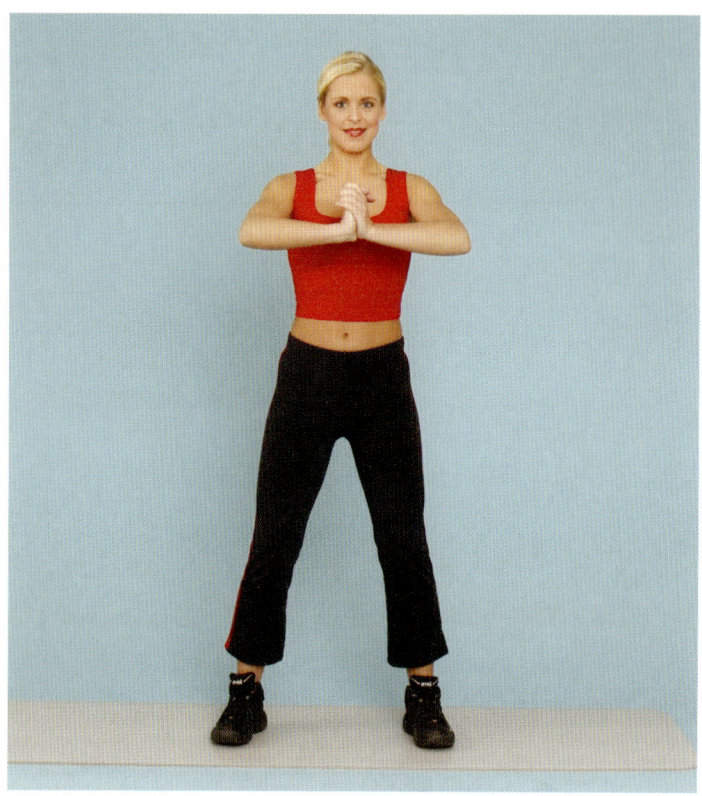

Die Brustmuskeln

Wirkung: Kräftigung der großen Brustmuskeln

Ausgangsstellung: Stand mit hüftbreit geöffneten Füßen, beide Beine leicht beugen, die Arme in Brusthöhe vor den Oberkörper nehmen, die Hände umfassen sich

Ausführung: Hände kräftig gegeneinander drücken und die Spannung halten und wieder lösen

Wichtig: Bauchmuskeln anspannen, der Rücken ist gerade, Schultern unten lassen

Belastung: 15 bis 20 Wiederholungen

Variationen:
- Handflächen aneinander legen
- Händen fassen an die Ellbogen
- Hände zur rechten beziehungsweise linken Seite führen
- Arme leicht nach oben beziehungsweise nach unten bewegen

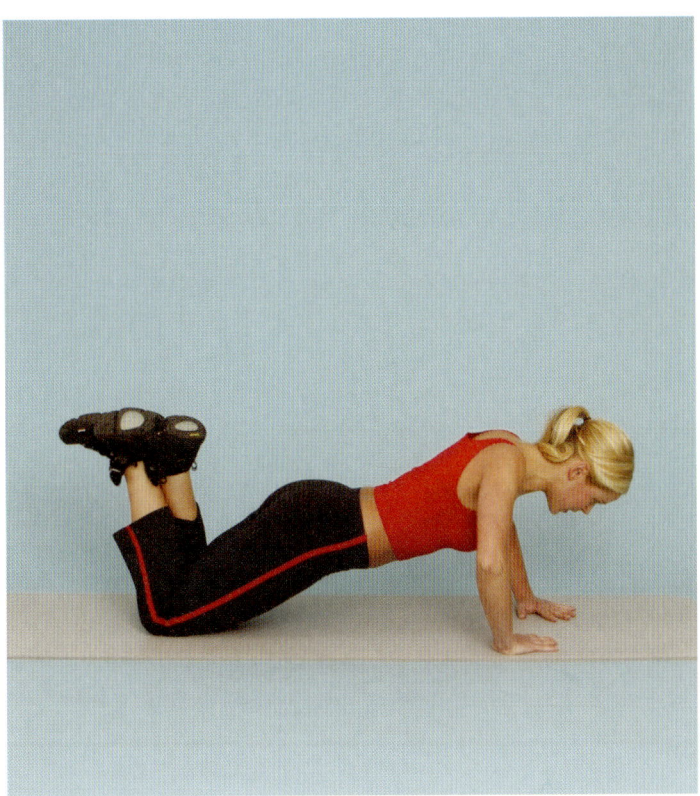

Die Brustmuskeln

Wirkung: Kräftigung der großen Brustmuskeln

Ausgangsstellung: in der Bankstellung die Hände mehr als schulterbreit voneinander entfernt aufsetzen, beide Arme leicht beugen, das Gewicht nach vorn verlagern, Unterschenkel anheben, die Hüfte schiebt Richtung Boden

Ausführung: Oberkörper langsam absenken und wieder zurück in die Ausgangsstellung führen

Wichtig: der Rücken ist gerade, das Gesäß nicht hochziehen, gedachte Linie vom Kopf bis zum Knie halten

Belastung: 15 bis 20 Wiederholungen

Variationen:

— nur einen Arm beugen

— korrekter Liegestütz: die Beine lang strecken und die Fußspitzen aufstellen

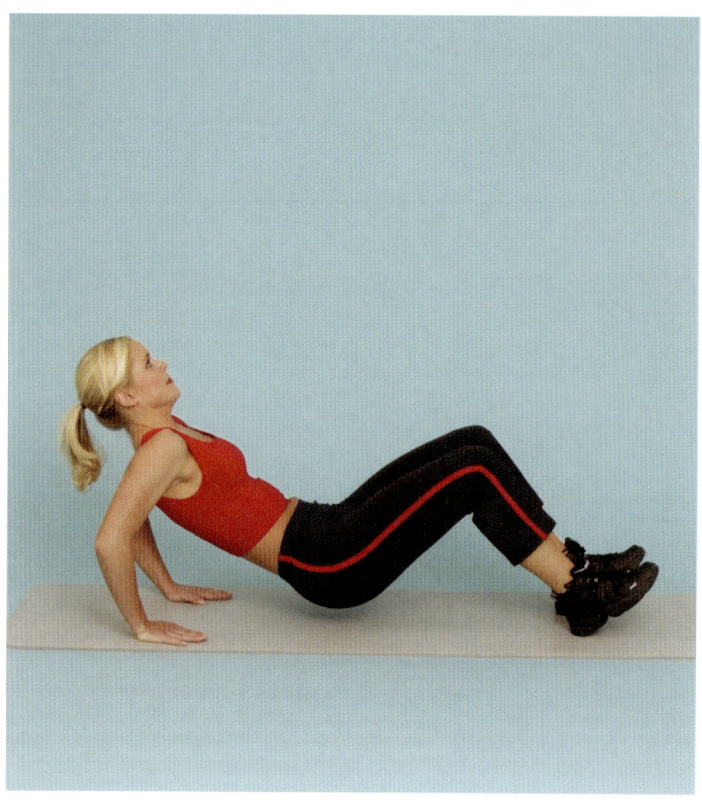

▎ Die Armmuskeln

Wirkung: Kräftigung der vorderen und hinteren Armmuskeln (und auch der Bauch- und Rückenmuskeln)

Ausgangsstellung: im Sitz die Fersen aufstellen, Hände hinter dem Oberkörper abstützen, mit den Armen den Körper nach oben drücken, bis das Gesäß nicht mehr den Boden berührt

Ausführung: die Ellbogen so weit nach hinten beugen, dass das Gesäß weiter angehoben wird, und wieder zurück in die Ausgangsstellung führen

Wichtig: Bauchmuskeln anspannen, der Rücken ist gerade, Schultern nicht nach vorn bringen

Belastung: 15 bis 20 Wiederholungen

Variationen:
- Fersen näher am Körper aufsetzen
- Hände weiter voneinander entfernt aufstützen

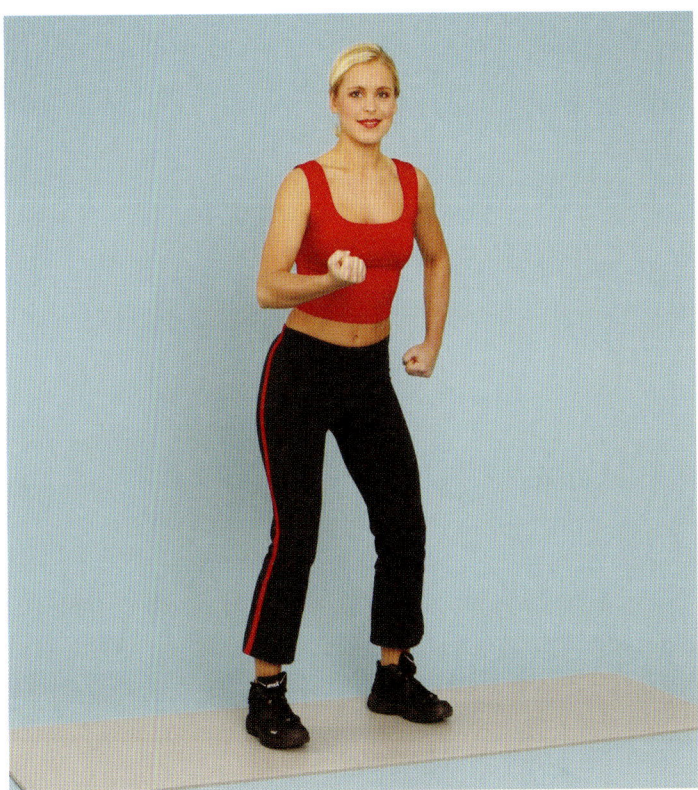

▌ Die Armmuskeln

Wirkung: Kräftigung der vorderen Oberarmmuskeln (Bizeps)

Ausgangsstellung: Stand mit hüftbreit geöffneten Füßen, die Arme locker an der Seite hängen lassen

Ausführung: beide Arme vor dem Oberkörper kraftvoll beugen, dabei die Hände zur Faust schließen und wieder zurück in die Ausgangsstellung führen

Wichtig: Bauchmuskeln anspannen, der Rücken ist gerade, Schultern nicht nach oben ziehen

Belastung: 15 bis 20 Wiederholungen

Variationen:

- im Wechsel nur einen Arm beugen
- angewinkelte Arme heben, bis der Oberarm waagerecht ist, Unterarme beugen und strecken

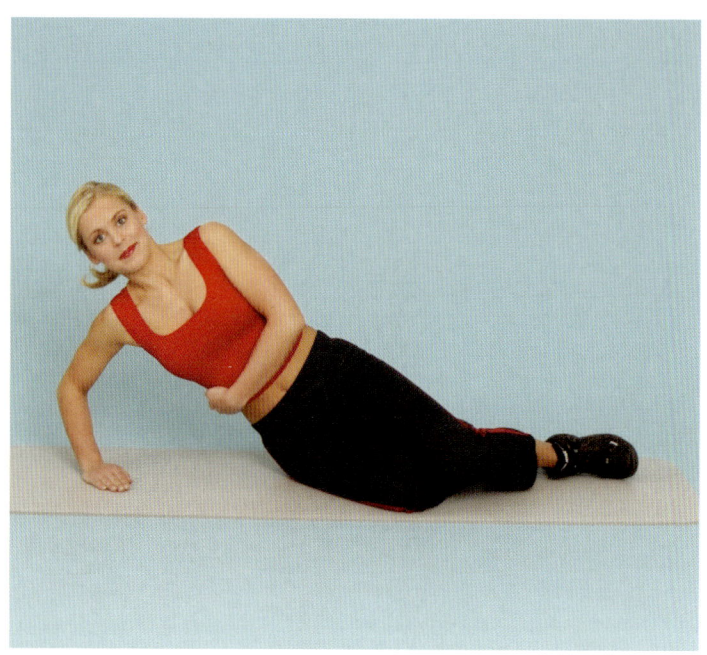

❚ Die Armmuskeln

Wirkung: Kräftigung der hinteren Oberarmmuskeln (Trizeps)

Ausgangsstellung: in der Seitlage die Beine gebeugt ablegen, den unteren Arm unter dem Oberkörper aufstützen, die andere Hand an der Seite anlegen

Ausführung: den unteren Arm langsam nach hinten beugen und wieder zurück in die Ausgangsstellung führen

Wichtig: Hüfte bleibt senkrecht, gedachte Linie vom Kopf bis zu den Knien halten

Belastung: 12 bis 15 Wiederholungen pro Seite

Variationen:

— die Beine lang ablegen

— oberen Arm am Hinterkopf anlegen

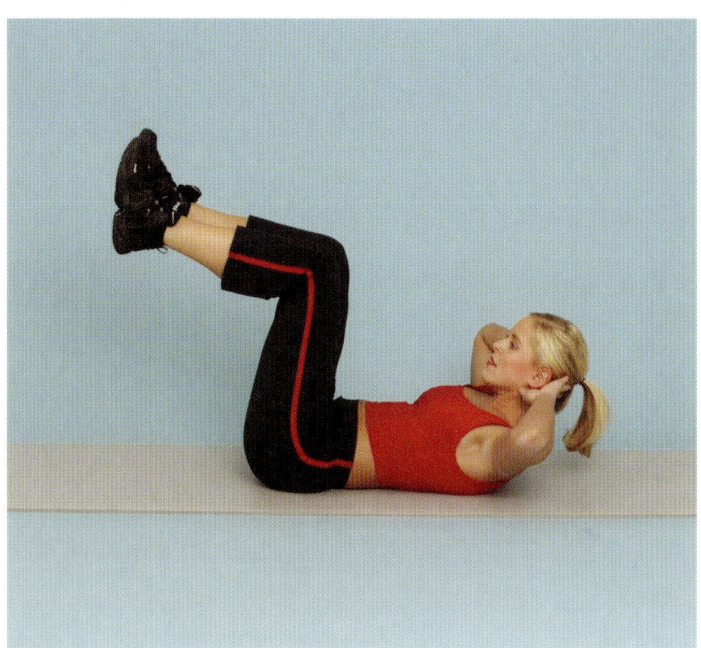

Die Bauchmuskeln

Wirkung: Kräftigung der geraden Bauchmuskeln

Ausgangsstellung: in Rückenlage beide Beine rechtwinklig gebeugt vom Boden abheben, die Hände an den leicht angehobenen Hinterkopf legen

Ausführung: Bauchmuskeln anspannen, Kopf und Schultern anheben und wieder zurück in die Ausgangsstellung führen

Wichtig: den Kniewinkel halten, die Ellbogen zeigen zur Seite, der Kopf hebt sich Richtung Knie und oben, die Hände dürfen den Kopf nicht nach vorn reißen, Kopf und Schultern erst nach Beenden aller Wiederholungen vollständig ablegen

Belastung: 15 bis 20 Wiederholungen

Variationen:

- die Füße oder die Fersen auf den Boden stellen
- die Arme nach vorn strecken

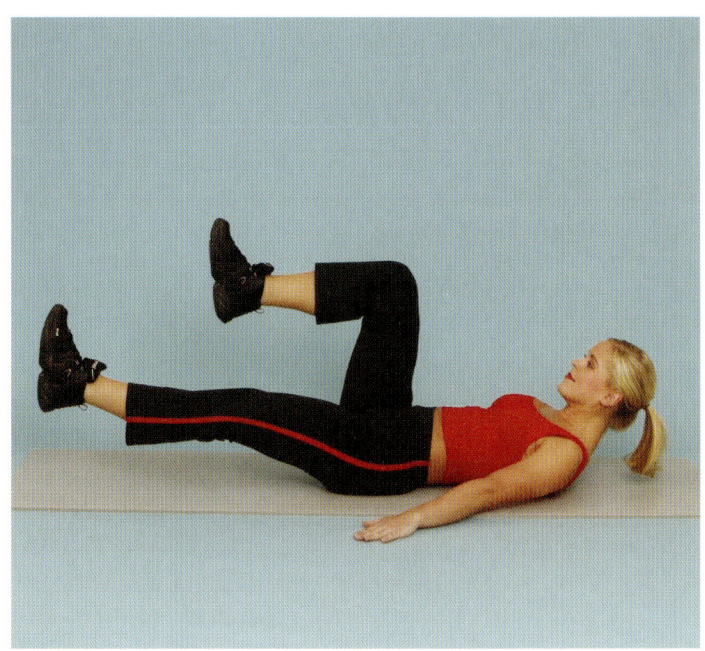

Die Bauchmuskeln

Wirkung: Kräftigung der geraden Bauchmuskeln

Ausgangsstellung: in Rückenlage beide Beine rechtwinklig gebeugt vom Boden abheben, die Arme locker an der Seite ablegen

Ausführung: Bauchmuskeln anspannen, Kopf und Schultern in Richtung Knie anheben, im Wechsel beide Beine beugen und strecken

Wichtig: Lendenwirbelsäule zum Boden drücken, Hohlkreuz vermeiden, Kopf und Schultern erst nach Beenden aller Wiederholungen vollständig ablegen

Belastung: 15 bis 20 Wiederholungen

Variationen:

- ein Bein gebeugt lassen und das andere allein beugen und strecken, dann die Seite wechseln
- beide Beine gleichzeitig beugen und strecken

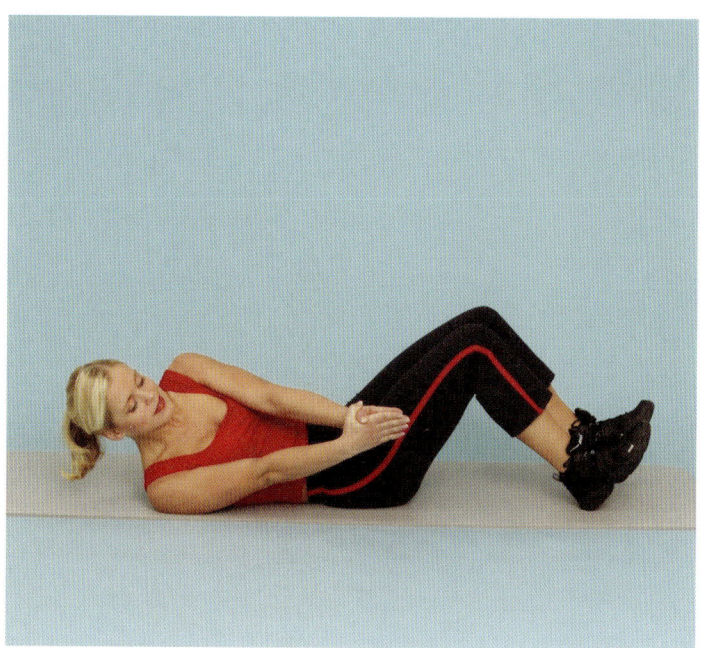

▎ Die Bauchmuskeln

Wirkung: Kräftigung der schrägen Bauchmuskeln

Ausgangsstellung: in Rückenlage die Fersen aufsetzen, Arme vor den Oberkörper nehmen, Handflächen zusammenführen

Ausführung: Bauchmuskeln anspannen, Kopf und Schultern anheben, die Hände schräg an der rechten Oberschenkelaußenseite vorbeiführen und wieder zurück in die Ausgangsstellung führen

Wichtig: Schultern nicht hochziehen, Gesäß und Beine sind angespannt, Kopf und Schultern erst nach Beenden aller Wiederholungen vollständig ablegen

Belastung: 12 bis 15 Wiederholungen, dann die Seite wechseln

Variationen:

- die Arme öffnen
- die Hände am Hinterkopf anlegen
- beide Beine rechtwinklig gebeugt anheben

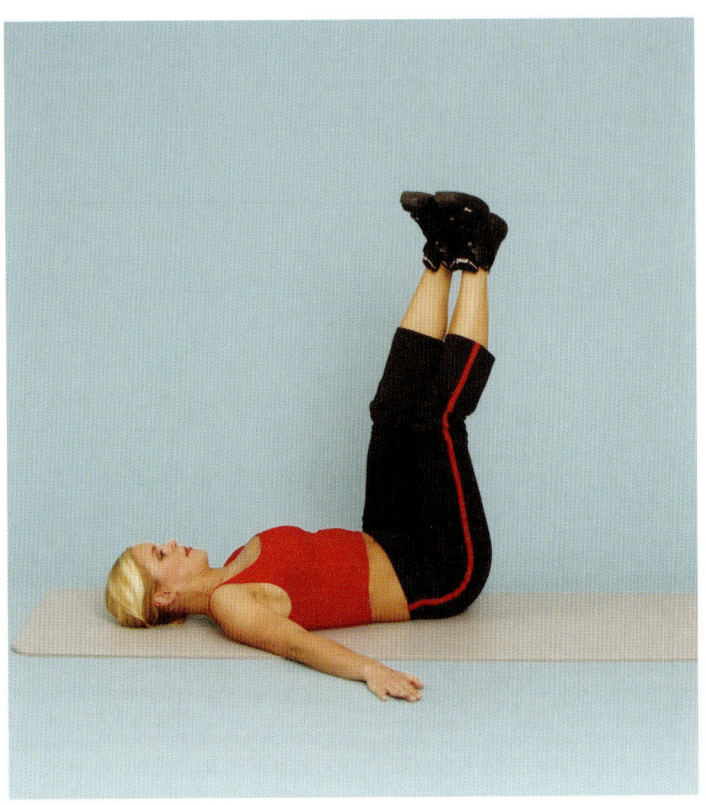

Die Bauchmuskeln

Wirkung: Kräftigung der unteren schrägen Bauchmuskeln

Ausgangsstellung: in Rückenlage beide Beine leicht gebeugt nach oben führen, die Arme locker an der Seite ablegen

Ausführung: das Gesäß kraftvoll vom Boden abheben, ein wenig nach rechts bewegen und dort ablegen; wieder zurück in die Ausgangsstellung führen

Wichtig: Lendenwirbelsäule zum Boden drücken, Hohlkreuz vermeiden

Belastung: 12 bis 15 Wiederholungen, dann die Seite wechseln

Variationen:

- beide Beine fast gestreckt anheben
- nur die Knie beugen und in Richtung der rechten beziehungsweise linken Schulter ziehen

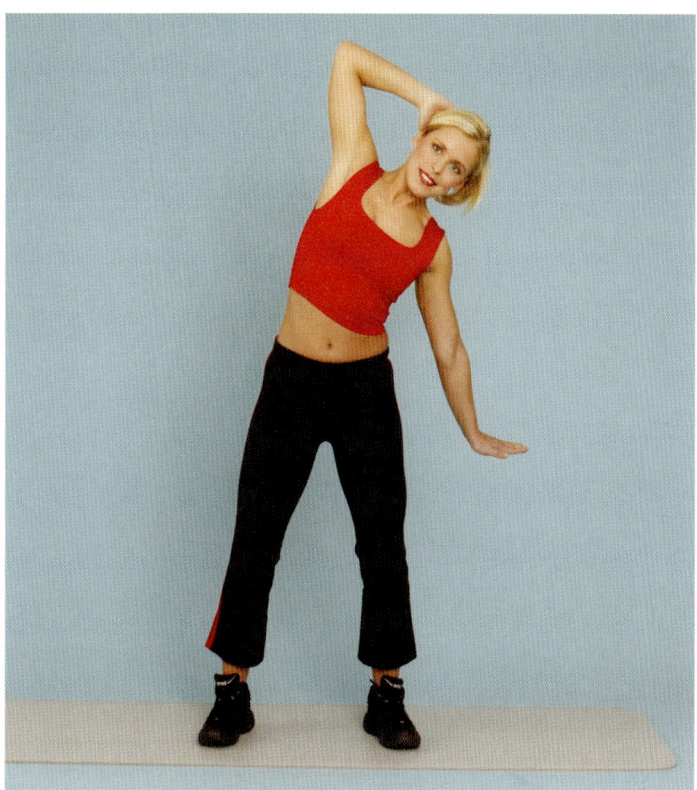

Die seitlichen Rumpfmuskeln

Wirkung: Kräftigung der seitlichen Rumpfmuskeln

Ausgangsstellung: Stand mit hüftbreit geöffneten Füßen, den rechten Arm an den Hinterkopf legen, den linken Arm an die Seite nehmen, Hand anwinkeln

Ausführung: den Oberkörper zur linken Seite neigen, die Handfläche der linken Hand zieht nach unten, und wieder in die Ausgangsstellung zurückkehren

Wichtig: Bauchmuskeln anspannen, die Hüfte nicht nach vorn abkippen

Belastung: 12 bis 15 Wiederholungen, dann die Seite wechseln

Variationen:

— den oberen Arm gestreckt über den Kopf führen

— die untere Hand an die Hüfte legen

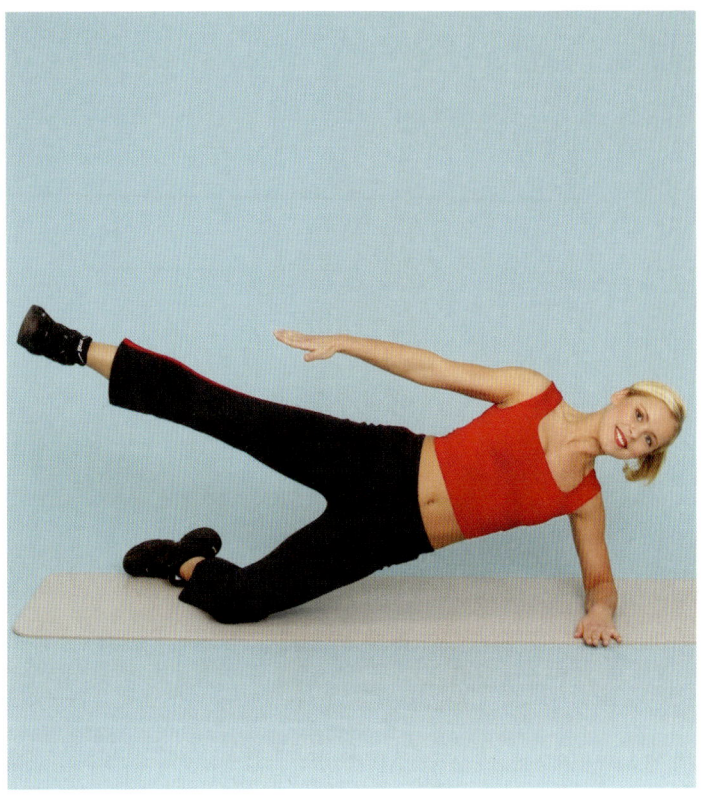

▎ Die seitlichen Rumpfmuskeln

Wirkung: Kräftigung der seitlichen Rumpfmuskeln (und auch Stabilisation des Körpers und Schulung der Koordination)

Ausgangsstellung: in der Seitlage das untere Bein leicht beugen, den Unterarm auf den Boden legen und den Oberkörper hochstützen

Ausführung: die Hüfte langsam vom Boden abheben, das obere Bein fast gestreckt nach oben führen und wieder in die Ausgangsstellung zurückkehren

Wichtig: Bauchmuskeln anspannen, die Hüfte nicht nach vorn oder hinten abkippen, gedachte Linie vom Kopf bis zu den Knien halten, das Knie und die Fußspitzen des oberen Beines zeigen nach vorn

Belastung: 10 bis 12 Wiederholungen, dann die Seite wechseln

Variationen:

— oberes Bein gebeugt anheben
— unteres Bein lang strecken
— auf Oberkörper der Hand abstützen

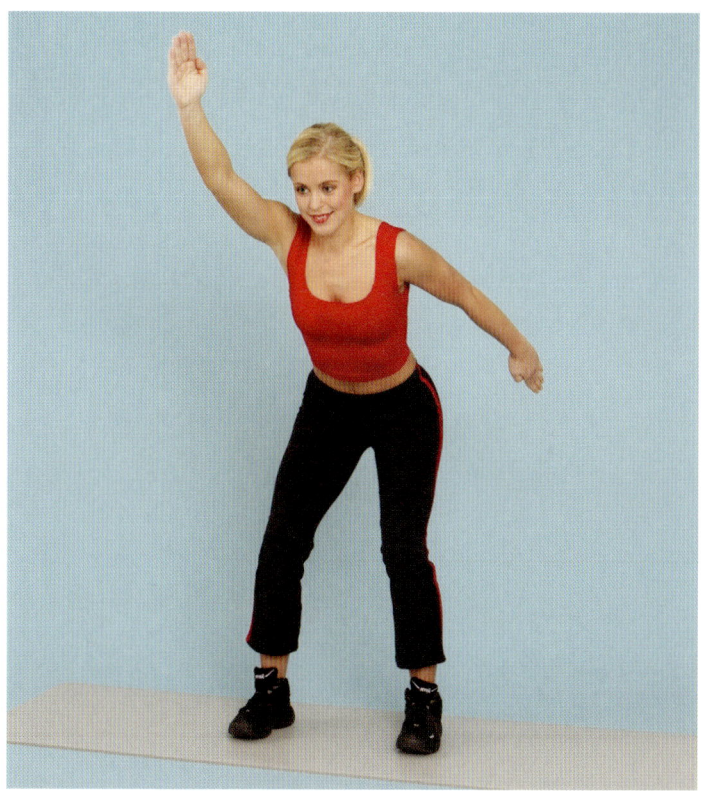

Die Rückenmuskeln

Wirkung: Kräftigung der langen Rückenmuskeln

Ausgangsstellung: Stand mit hüftbreit geöffneten Füßen, Beine leicht beugen, die Arme locker an der Seite hängen lassen

Ausführung: den Oberkörper nach vorn neigen, einen Arm kraftvoll nach vorn und den anderen zurückführen, Position kurz halten und wieder in die Ausgangsstellung zurückkehren

Wichtig: Bauchmuskeln anspannen, der Rücken ist gerade, den Oberkörper fest lassen, nicht auf- und abwippen

Belastung: 15 bis 20 Wiederholungen

Variationen:

- beide Arme vorbringen und dann nur einen Arm mehrmals hintereinander zurückführen
- angewinkelte Arme neben den Kopf nehmen und mit kleinen Bewegungen auf und ab führen

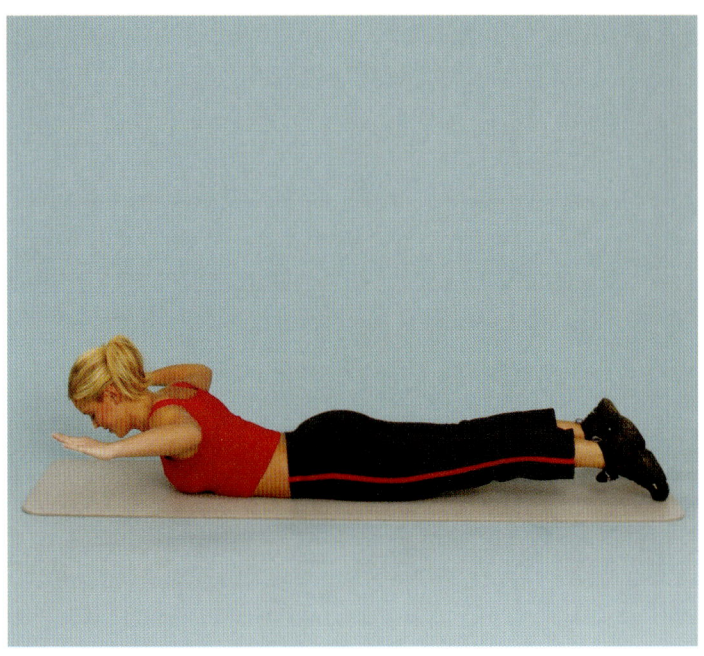

Die Rückenmuskeln

Wirkung: Kräftigung der breiten Rückenmuskeln

Ausgangsstellung: in Bauchlage die rechtwinklig gebeugten Arme neben dem Kopf ablegen, die Beine lang ausstrecken

Ausführung: Kopf, Schultern und Arme vom Boden abheben, Position kurz halten und wieder in die Ausgangsstellung zurückkehren

Wichtig: der Kopf bleibt zwischen den Armen, der Blick ist nach unten gerichtet, den Oberkörper nicht zu hoch bringen, Hohlkreuz vermeiden

Belastung: 15 bis 20 Wiederholungen

Variationen:

- beide Arme zur Seite strecken
- beide Arme nach vorn strecken
- beide Arme nach dem Anheben zurückführen
- beide Arme nach dem Anheben von vorn über die Seite zurückführen

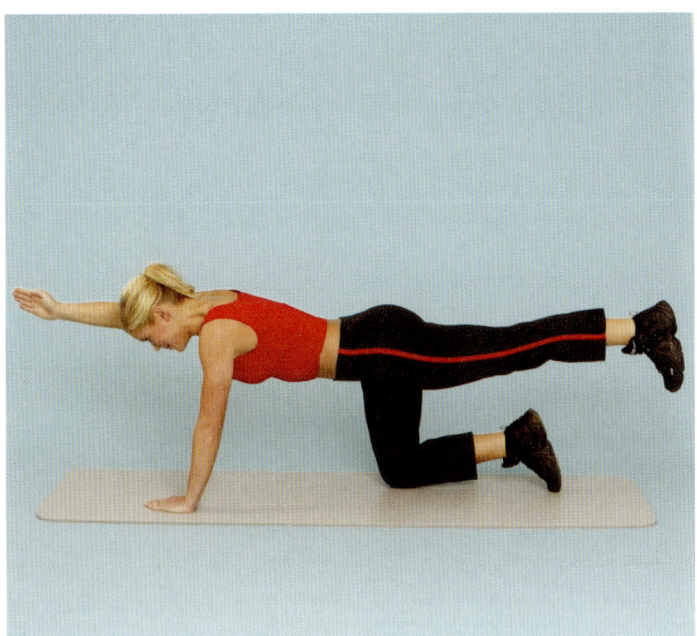

❙ Die Rückenmuskeln

Wirkung: Kräftigung der langen Rückenmuskeln

Ausgangsstellung: Bankstellung, die Hände und die Knie sind etwa hüftbreit geöffnet

Ausführung: langsam den rechten Arm nach vorn und das linke Bein (Fußspitze zeigt nach unten) nach hinten anheben, die Position kurz halten und in die Ausgangsstellung zurückkehren

Wichtig: Bauchmuskeln anspannen, der Rücken ist gerade, Hohlkreuz vermeiden, von der vorderen Hand bis zum hinteren Fuß eine gedachte Linie halten

Belastung: 12 bis 15 Wiederholungen, dann die Seite wechseln

Variationen:

- nur ein Bein mehrmals nach hinten abheben
- nur einen Arm mehrmals nach vorn anheben
- nicht in die Bankstellung zurückkehren, sondern den rechten Ellbogen und das linke Knie unter dem Bauch zusammenführen

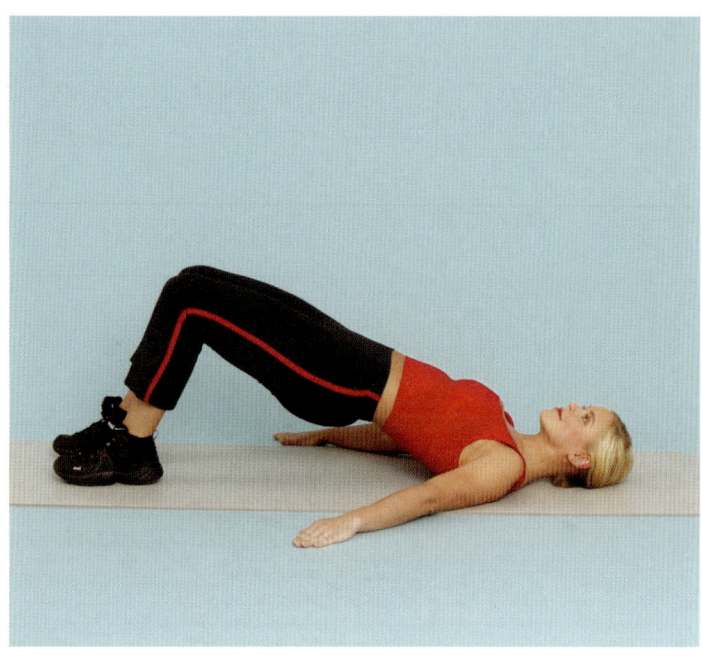

▌ Die Gesäßmuskeln

Wirkung: Kräftigung der Gesäßmuskeln

Ausgangsstellung: in Rückenlage die Füße etwa hüftbreit aufstellen, die Arme locker an der Seite ablegen

Ausführung: das Gesäß kraftvoll anheben, bis sich Schulter und Knie in einer gedachten Linie befinden, die Position kurz halten und wieder in die Ausgangsstellung zurückkehren

Wichtig: der Blick ist nach oben gerichtet, Bauchmuskeln anspannen, der Rücken ist gerade, Hohlkreuz vermeiden

Belastung: 15 bis 20 Wiederholungen

Variationen:

— rechte beziehungsweise linke Hüftseite zusätzlich anheben

— rechtes beziehungsweise linkes Bein lang nach vorn strecken

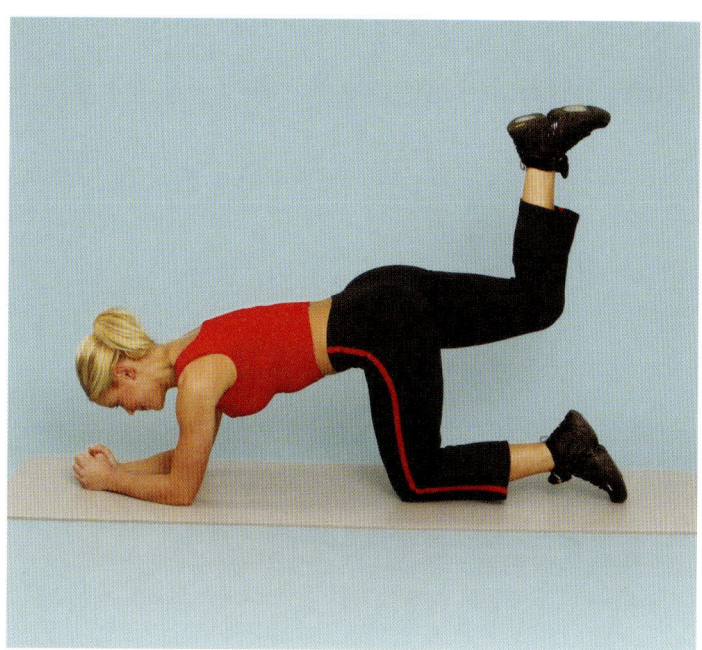

Die Gesäßmuskeln

Wirkung: Kräftigung der Gesäßmuskeln

Ausgangsstellung: in der Bankstellung auf den Unterarmen abstützen, das rechte Bein rechtwinklig beugen und anheben, bis der Oberschenkel waagerecht angehoben ist

Ausführung: das Bein mit kleinen Bewegungen nach oben führen, wobei die Fußsohle zur Decke schiebt, und wieder zurück in die Ausgangsstellung führen

Wichtig: den Kniewinkel halten, der Blick ist nach unten gerichtet, Bauchmuskeln anspannen, der Rücken ist gerade, Hohlkreuz vermeiden

Belastung: 12 bis 15 Wiederholungen, dann die Seite wechseln

Variation:

▬ das Bein mit gehaltenem Kniewinkel in einer großen Bewegung vom Boden nach oben führen

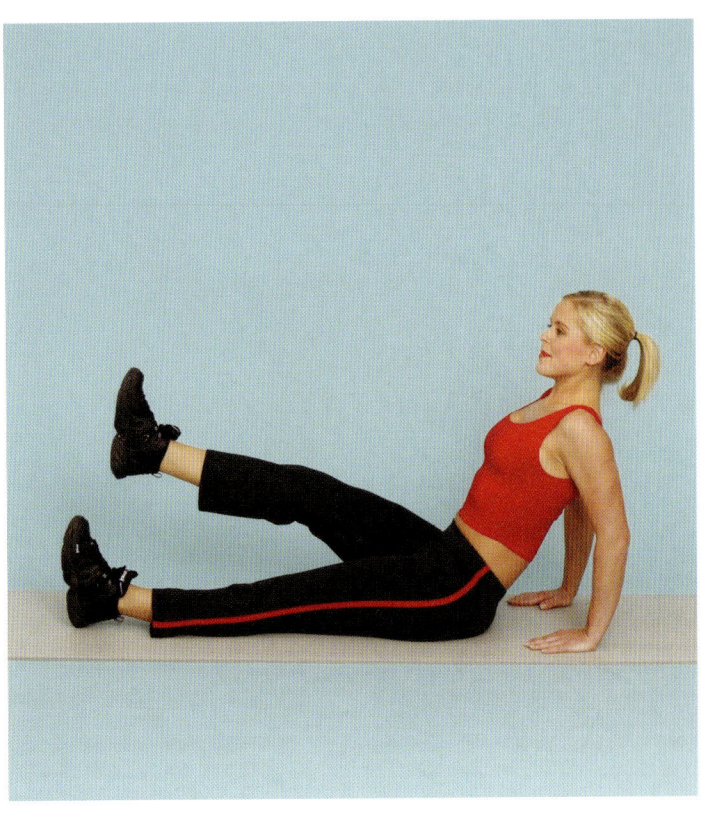

Die Oberschenkelmuskeln

Wirkung: Kräftigung der vorderen Oberschenkelmuskeln

Ausgangsstellung: im Sitz die Beine lang ausstrecken, die Hände hinter dem Oberkörper abstützen, die Arme sind leicht gebeugt

Ausführung: das rechte Bein vom Boden abheben und wieder zurück in die Ausgangsstellung führen

Wichtig: Bauchmuskeln anspannen, der Rücken ist gerade, nicht nach hinten fallen, Bein erst nach Beenden aller Wiederholungen vollständig ablegen

Belastung: 12 bis 15 Wiederholungen, dann die Seite wechseln

Variation:

— das angehobene Bein nach außen und wieder zurückführen

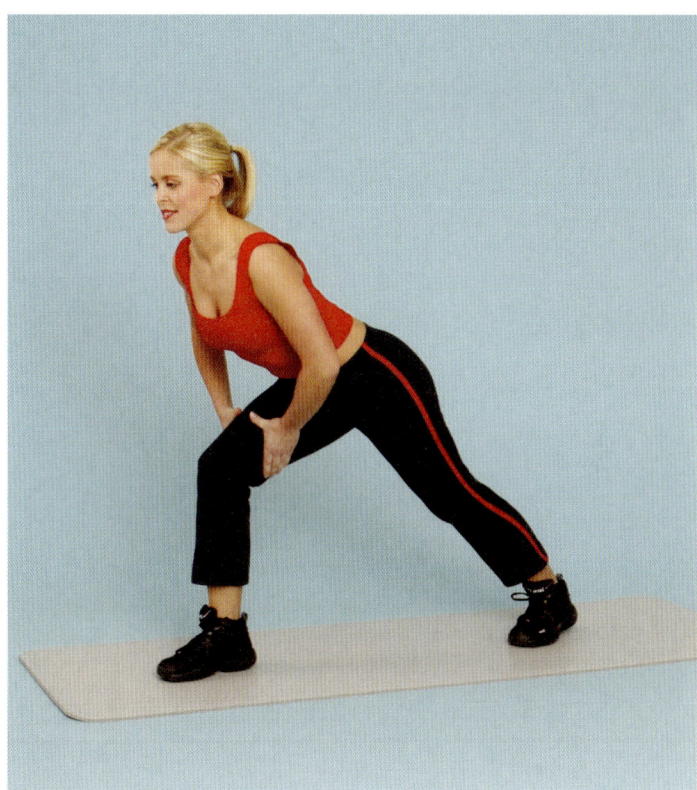

❙ Die Oberschenkelmuskeln

Wirkung: Kräftigung der vorderen Oberschenkelmuskeln

Ausgangsstellung: mit einem Ausfallschritt das vordere Bein rechtwinklig beugen, die Hände auf dem Oberschenkel ablegen

Ausführung: das Gewicht nach vorn verlagern, den Oberkörper nach vorn neigen, die Position kurz halten und wieder in die Ausgangsstellung zurückkehren

Wichtig: den Kniewinkel des vorderen Beins halten, Bauchmuskeln anspannen, der Rücken ist gerade, Hohlkreuz vermeiden

Belastung: 12 bis 15 Wiederholungen pro Seite

Variationen:

▬ den Oberkörper tiefer vorneigen

▬ die Arme mit nach vorn führen

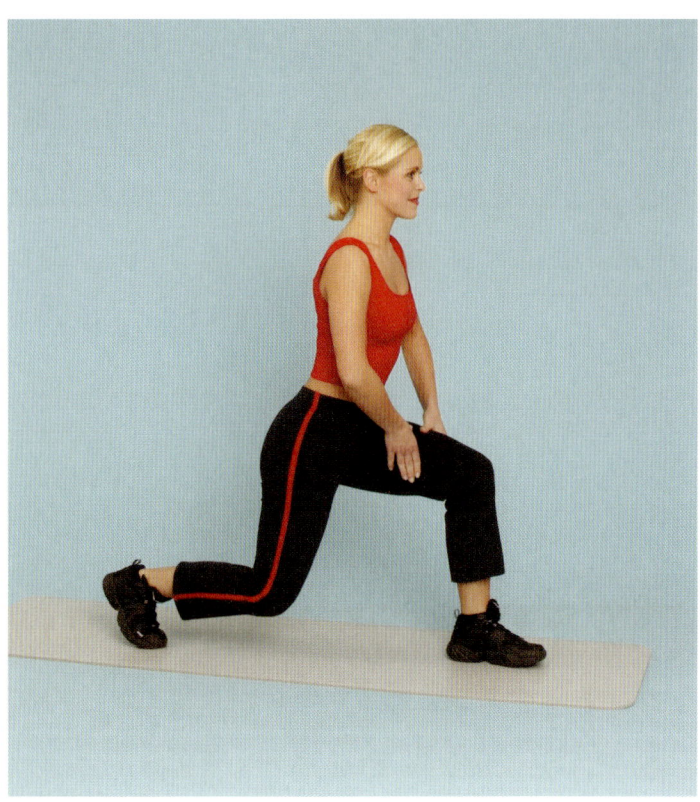

Die Oberschenkelmuskeln

Wirkung: Kräftigung der hinteren Oberschenkelmuskeln (und auch der vorderen Oberschenkelmuskeln)

Ausgangsstellung: mit einem Ausfallschritt das vordere Bein rechtwinklig beugen, die Hände auf dem Oberschenkel ablegen

Ausführung: das Gewicht in die Mitte verlagern, den Oberkörper nach unten absenken, die Position kurz halten und wieder in die Ausgangsstellung zurückkehren

Wichtig: den Kniewinkel beider Beine halten, das vordere Knie nicht über die vordere Fußspitze bewegen, Bauchmuskeln anspannen, der Rücken ist gerade, Hohlkreuz vermeiden

Belastung: 12 bis 15 Wiederholungen pro Seite

Variationen:

— den Oberkörper tiefer absenken

— die Arme an die Seite nehmen

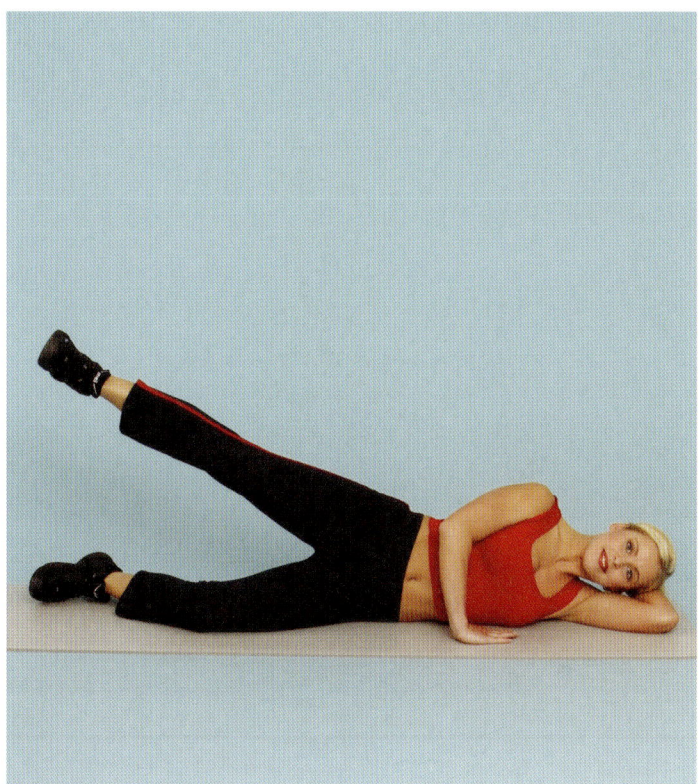

Die Oberschenkelmuskeln

Wirkung: Kräftigung der äußeren Oberschenkelmuskeln

Ausgangsstellung: in Seitlage das untere Bein leicht beugen, die obere Hand vor dem Oberkörper abstützen, der Kopf liegt auf dem angewinkelten unteren Arm

Ausführung: das obere Bein vom Boden abheben und wieder zurück in die Ausgangsstellung führen

Wichtig: die Hüfte bleibt senkrecht, nicht nach vorn oder hinten abkippen, das Knie und die Fußspitze des oberen Beins zeigen nach vorn, Bein erst nach Beenden aller Wiederholungen vollständig ablegen

Belastung: 12 bis 15 Wiederholungen pro Seite

Variationen:

- das angehobene Bein nach vorn und wieder zurückführen
- das obere Bein rechtwinklig gebeugt anheben
- das untere Bein lang strecken

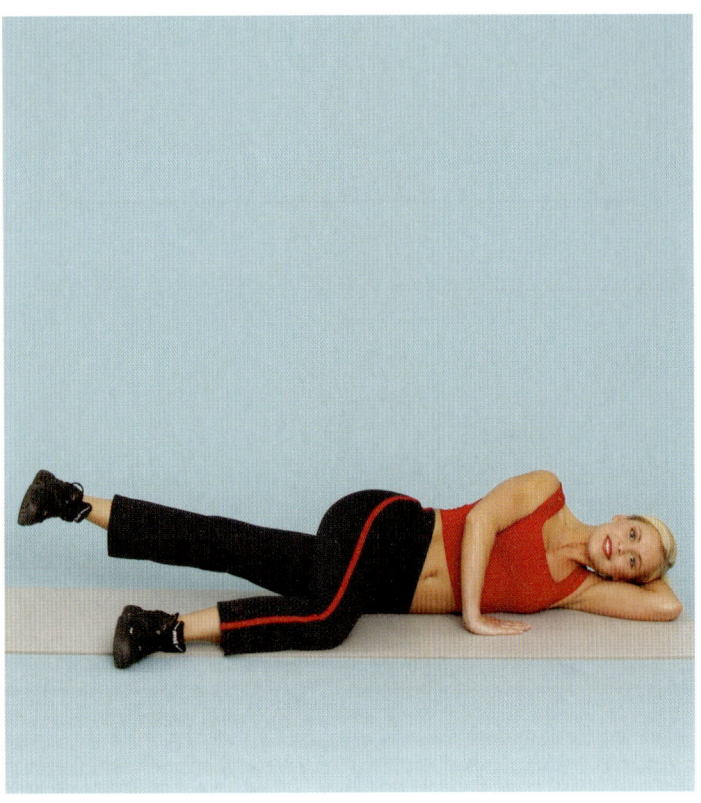

Die Oberschenkelmuskeln

Wirkung: Kräftigung der inneren Oberschenkelmuskeln

Ausgangsstellung: in Seitlage das obere Beine vor dem unteren ablegen, die obere Hand vor dem Oberkörper abstützen, der Kopf liegt auf dem angewinkelten unteren Arm

Ausführung: das untere Bein leicht gebeugt vom Boden abheben und wieder zurück in die Ausgangsstellung führen

Wichtig: die Hüfte bleibt senkrecht, nicht nach vorn oder hinten abkippen, das Knie und die Fußspitze des unteren Beins zeigen nach vorn, Bein erst nach Beenden aller Wiederholungen vollständig ablegen

Belastung: 12 bis 15 Wiederholungen pro Seite

Variationen:
- das angehobene Bein nach vorn und wieder zurückführen
- den Fuß des oberen Beins unterhalb des Knies des unteren Beins aufstellen

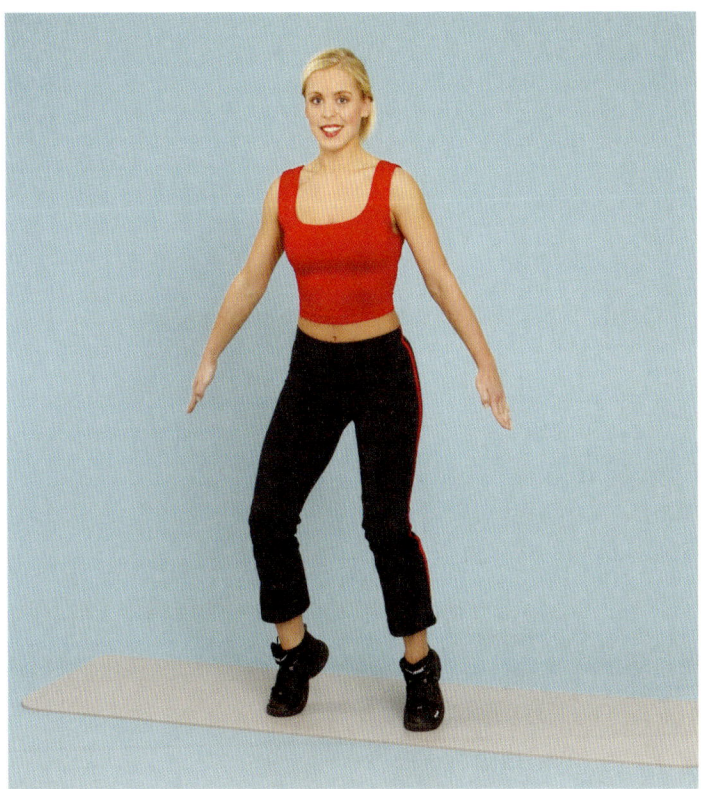

▌ Die Wadenmuskeln

Wirkung: Kräftigung der Wadenmuskeln

Ausgangsstellung: Stand mit hüftbreit geöffneten Füßen, Beine leicht beugen, die Arme an die Seite nehmen

Ausführung: die Fersen möglichst hoch vom Boden abheben und wieder zurück in die Ausgangsstellung führen

Wichtig: Bauchmuskeln anspannen, der Rücken ist gerade, Hohlkreuz vermeiden

Belastung: 15 bis 20 Wiederholungen

Variationen:

— zusätzlich in die leichte Kniebeuge gehen

— in Schrittstellung ausführen

I Übungen mit Handgeräten

Um die Muskeln mit größeren Widerständen zu kräftigen, braucht man nicht unbedingt die Geräte, die ein Fitness-Studio zu bieten hat. Bereits mit kleinen Handgeräten kann man alle großen Muskelgruppen vielseitig trainieren. Besonders gut geeignet sind Hanteln, Gelenkgewichte und Tubes (Gummibänder) in verschiedenen Ausführungen. Die kleinen Helfer sind preisgünstig, stehen, einmal angeschafft, immer zur Verfügung und nehmen nicht viel Platz ein. Sie können bei Bedarf auch überall mitgenommen werden, in den Urlaub oder auch nur in den Park, wenn das Wetter sich für ein Training an der frischen Luft eignet.

Hanteln sind stabile Eisengewichte, die es in verschiedenen Formen, Farben, Ausführungen und natürlich Gewichten gibt. Solche, die mit einer dicken Neoprenschicht überzogen sind, liegen gut in der Hand und rutschen nicht weg. *Ein kleines Set mit ein, zwei und drei Kilogramm* schweren Hanteln ist für die Fitness-Gymnastik vorerst ausreichend. Eine Alternative sind Hanteln mit abschraubbaren Gewichtscheiben.

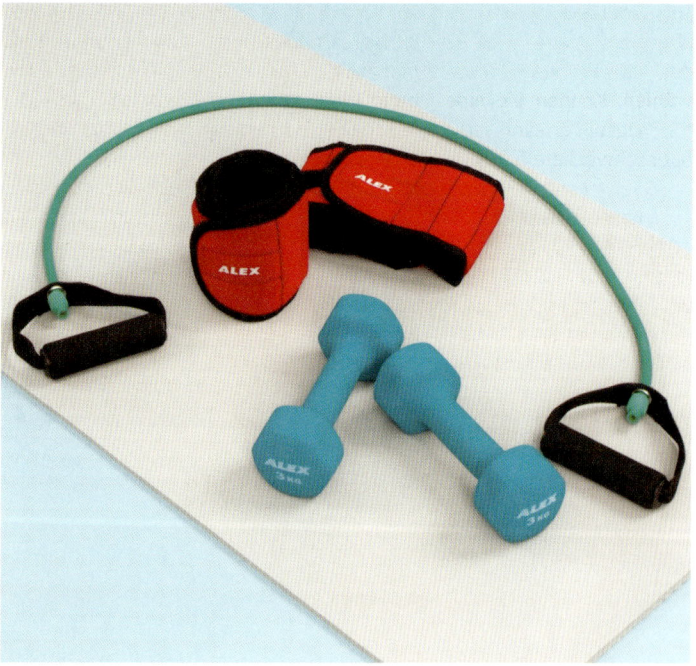

Gelenkgewichte eignen sich vor allem für die Übungen der unteren Extremitäten. Manschetten, bei denen sich das Gesamtgewicht variieren lässt durch mehrere herausnehmbare eiserne Kleingewichte, sind optimal geeignet. Ein Klettverschluss ist praktisch, weil die Manschetten so immer optimal sitzen. Achten Sie beim Kauf auch auf das Material an der Innenseite, es sollte hautfreundlich sein.

Die Tubes zählen ebenfalls schon seit einigen Jahren zu den beliebten Trainingsgeräten im Studio und zu Hause. Das klassische Tube besteht aus einem langen elastischen Schlauch mit zwei Haltegriffen (Physio Tube Basic), aber es gibt auch eine Variante in Form einer Acht (Physio Tube Toner) und kleine Ringe (Physio Tube Ring). Für Übungen mit den Beinen gibt es jetzt auch ein Tube, das mit Manschetten mit Klettverschlüssen am Fußgelenk befestigt wird (Physio Tube Shape). Alle Ausführungen sind in verschiedenen Stärken (gekennzeichnet durch Farben) zu haben.

Das ideale Gewicht der Hanteln oder Gelenkgewichte beziehungsweise die ideale Stärke des Tubes ist abhängig von der bereits vorhandenen Kraft. Machen Sie einen kleinen Test: Wenn Sie mit einem Hantelgewicht beziehungsweise Tube eine Übung 15-mal korrekt ausführen können, ist das für den Anfang ideal. Fällt es Ihnen zu leicht, sollten Sie das nächst höhere Gewicht beziehungsweise das nächst stärkere Tube wählen. Können Sie eine Übung nicht 15-mal wiederholen, muss der Trainingswiderstand reduziert werden. Sie benötigen leichtere Hanteln oder schwächere Tubes.

Beim Üben mit Hanteln und Tubes muss immer auf die korrekte Handhaltung geachtet werden: Die Handgelenke müssen gestreckt sein und dürfen nicht nach oben oder unten abknicken. Sollte Ihnen das schwer fallen, ist dies ebenfalls ein Indiz dafür, dass das Gewicht beziehungsweise die Tubestärke verringert werden sollte.

Innerhalb einer Trainingseinheit sollten Sie nicht mehr als etwa fünf bis zehn Minuten mit den Trainingsgeräten trainieren.

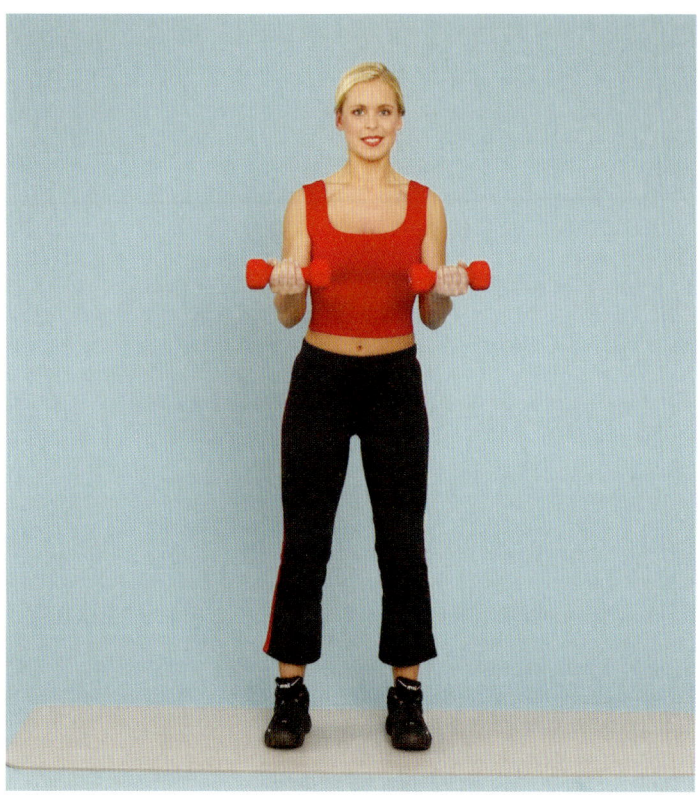

Die Armmuskeln

Wirkung: Kräftigung der vorderen Oberarmmuskeln (Bizeps)

Trainingsgerät: Hanteln

Ausgangsstellung: in jede Hand eine Hantel nehmen, Stand mit hüftbreit geöffneten Füßen, Beine leicht beugen, die Arme rechtwinklig rechts und links neben dem Oberkörper halten

Ausführung: beide Arme beugen, wobei sich nur die Unterarme bewegen und wieder zurück in die Ausgangsstellung führen

Wichtig: Handgelenke gestreckt halten, der Rücken ist gerade

Belastung: 15 bis 20 Wiederholungen

Variationen:
— Übung im Sitzen ausführen
— nur einen Arm beugen
— beide Arme im Wechsel beugen

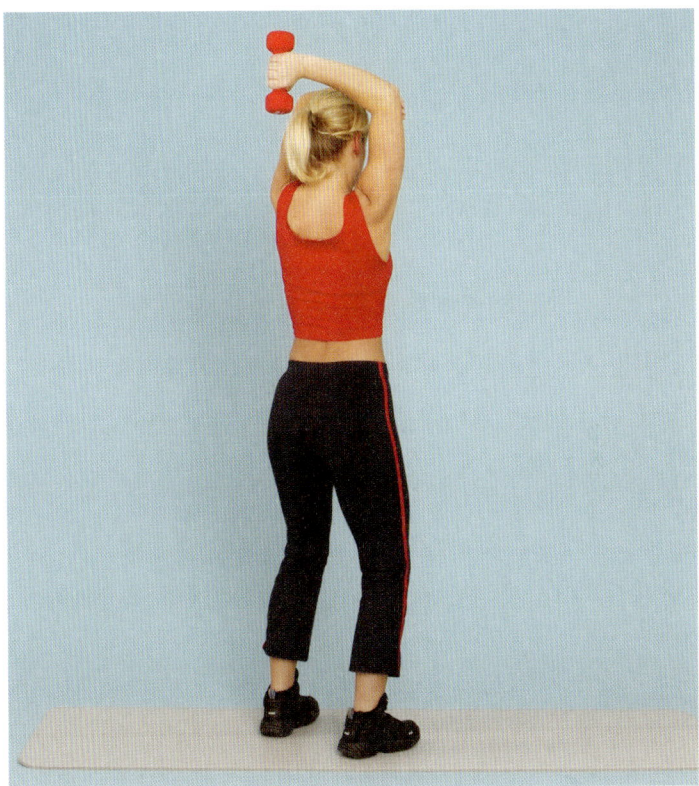

Die Armmuskeln

Wirkung: Kräftigung der hinteren Oberarmmuskeln (Trizeps)

Trainingsgerät: Hanteln

Ausgangsstellung: in die rechte Hand eine Hantel nehmen, Stand mit hüftbreit geöffneten Füßen, Beine leicht beugen, den rechten Arm nach oben führen und hinter dem Kopf beugen, mit der linken Hand den rechten Oberarm stützen

Ausführung: die Hantel nach oben führen, wobei sich nur der Unterarm bewegt und wieder zurück in die Ausgangsstellung führen

Wichtig: Handgelenke gestreckt halten, der Rücken ist gerade

Belastung: 12 bis 15 Wiederholungen, dann die Seite wechseln

Variation:
— Übung im Sitzen ausführen

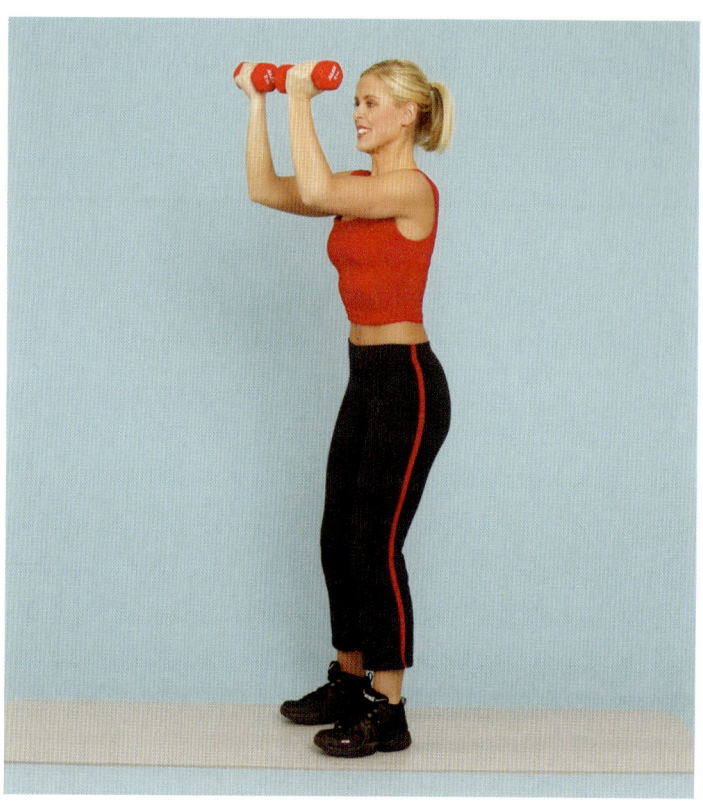

Die Brustmuskeln

Wirkung: Kräftigung der Brustmuskeln

Trainingsgerät: Hanteln

Ausgangsstellung: in jede Hand eine Hantel nehmen, Stand mit hüftbreit geöffneten Füßen, Beine leicht beugen, die Arme auf Schulterhöhe rechtwinklig in die Seithalte nehmen

Ausführung: Ellbogen vor der Brust zusammenführen und wieder zurück in die Ausgangsstellung führen

Wichtig: Armwinkel halten, Handgelenke gestreckt halten, der Rücken ist gerade, die Hanteln während der Bewegung auf gleicher Höhe halten

Belastung: 15 bis 20 Wiederholungen

Variationen:
- Übung im Sitzen ausführen
- Übung in der Rückenlage mit hüftbreit aufgestellten Füßen ausführen
- Ellbogen zusätzlich etwas nach oben oder unten bringen

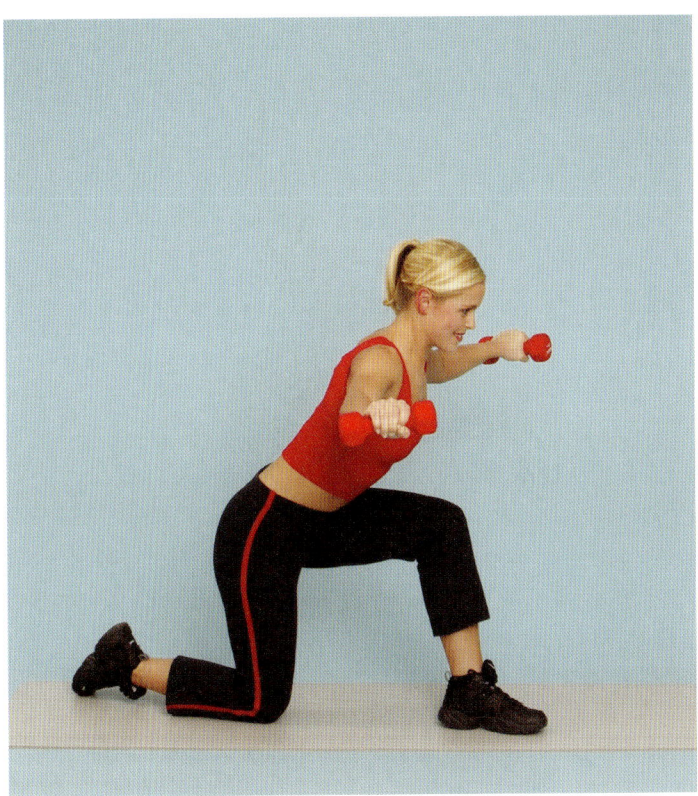

Die Rückenmuskeln

Wirkung: Kräftigung der breiten Rückenmuskeln

Trainingsgerät: Hanteln

Ausgangsstellung: in jede Hand eine Hantel nehmen, im Kniestand einen Fuß vorn aufsetzen, den Oberkörper nach vorn neigen, die Arme an die Seite nehmen

Ausführung: die Arme leicht gebeugt seitlich bis in Schulterhöhe anheben und wieder zurück in die Ausgangsstellung führen

Wichtig: Handgelenke gestreckt halten, der Rücken ist gerade, Schultern unten lassen

Belastung: 15 bis 20 Wiederholungen

Variation:

- Übung auf einem Stuhl sitzend ausführen, dabei beide Füße auf den Boden stellen

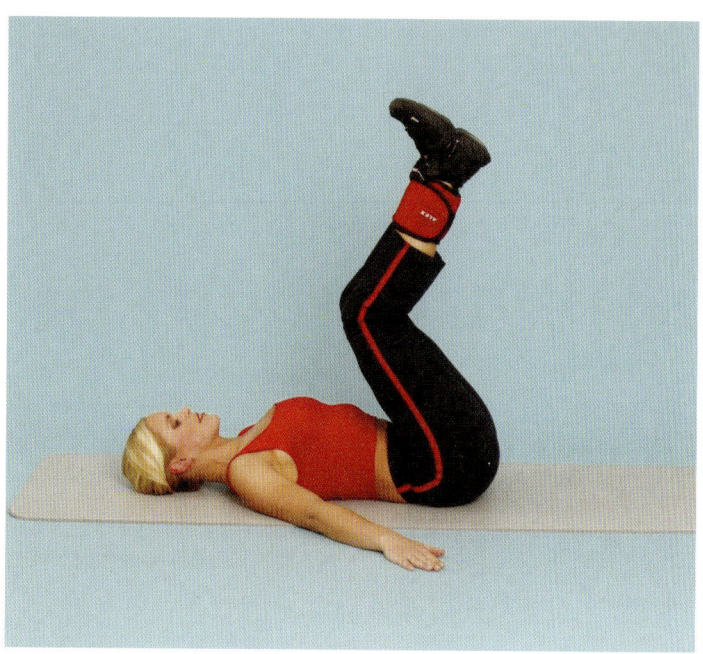

Die Bauchmuskeln

Wirkung: Kräftigung der unteren geraden Bauchmuskeln

Trainingsgerät: Gelenkgewichte

Ausgangsstellung: Gelenkgewichte an den Fußgelenken befestigen, in Rückenlage beide Beine nach oben heben, die Arme seitlich ablegen

Ausführung: beide Knie beugen und zum Bauch ziehen und wieder zurück in die Ausgangsstellung führen

Wichtig: Lendenwirbelsäule zum Boden drücken, Hohlkreuz vermeiden, Bauchmuskeln anspannen

Belastung: 15 bis 20 Wiederholungen

Variationen:

- beide Knie leicht nach rechts beziehungsweise links zum Bauch ziehen
- Gesäß leicht vom Boden abheben, die Fußsohlen zeigen zur Decke
- Gesäß anheben und rechts beziehungsweise links ablegen

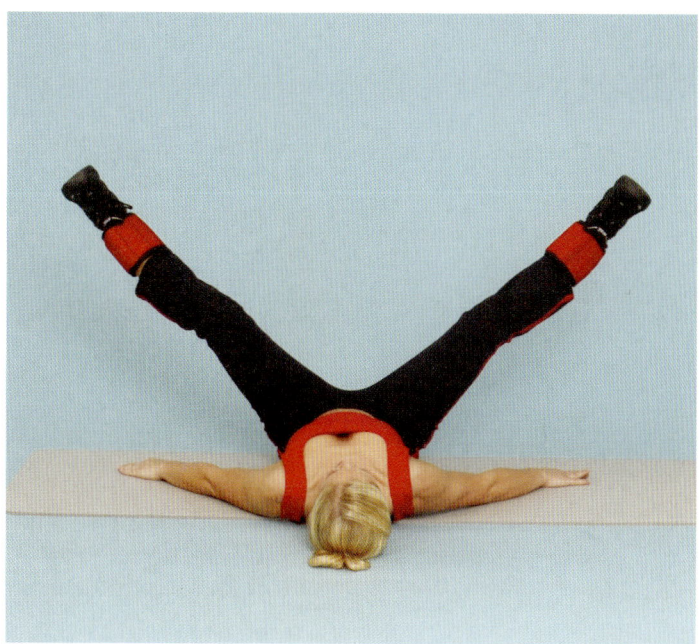

Die Oberschenkelmuskeln

Wirkung: Kräftigung der inneren und äußeren Oberschenkelmuskeln

Trainingsgerät: Gelenkgewichte

Ausgangsstellung: Gelenkgewichte an den Fußgelenken befestigen, in Rückenlage beide Beine leicht gebeugt nach oben heben, die Arme seitlich ablegen

Ausführung: beide Beine langsam zur Seite öffnen und wieder schließen

Wichtig: Lendenwirbelsäule zum Boden drücken, Hohlkreuz vermeiden, Bauchmuskeln anspannen

Belastung: 15 bis 20 Wiederholungen

Variationen:

- nur ein Bein öffnen und schließen, das andere in der Mitte halten
- beide Beine nach vorn und hinten öffnen

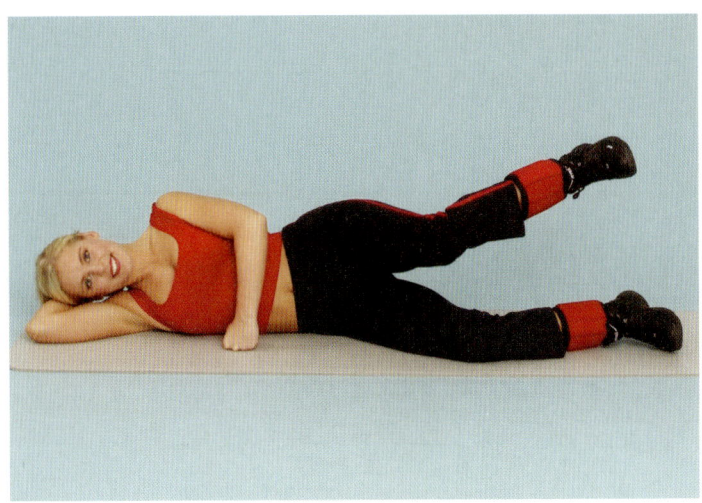

Die Oberschenkelmuskeln

Wirkung: Kräftigung der äußeren Oberschenkelmuskeln

Trainingsgerät: Gelenkgewichte

Ausgangsstellung: Gelenkgewichte an den Fußgelenken befestigen, in Seitlage das untere Bein leicht beugen, die obere Hand vor dem Oberkörper abstützen, der Kopf liegt auf dem angewinkelten unteren Arm

Ausführung: das obere Bein vom Boden abheben und wieder zurück in die Ausgangsstellung führen

Wichtig: die Hüfte bleibt senkrecht, das Knie und die Fußspitze des oberen Beins zeigen nach vorn, Bein erst nach Beenden aller Wiederholungen vollständig ablegen

Belastung: 12 bis 15 Wiederholungen, die Seite wechseln

Variationen:
- das angehobene Bein nach vorn und wieder zurückführen
- das obere Bein rechtwinklig gebeugt anheben
- das untere Bein lang strecken

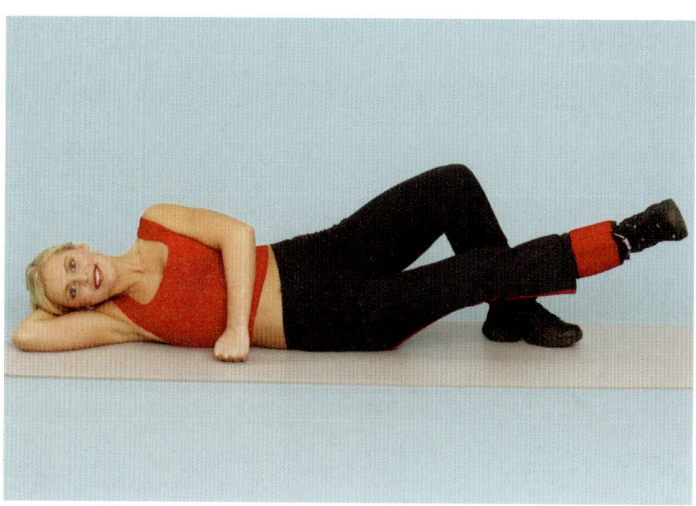

Die Oberschenkelmuskeln

Wirkung: Kräftigung der inneren Oberschenkelmuskeln

Trainingsgerät: Gelenkgewichte

Ausgangsstellung: Gelenkgewichte an den Fußgelenken befestigen, in Seitlage den Fuß des oberen Beines hinter dem unteren aufstellen, die obere Hand vor dem Oberkörper abstützen, der Kopf liegt auf dem angewinkelten unteren Arm

Ausführung: das untere Bein, leicht gebeugt, vom Boden abheben und wieder zurück in die Ausgangsstellung führen

Wichtig: die Hüfte bleibt senkrecht, das Knie und die Fußspitze des unteren Beins zeigen nach vorn, Bein erst nach Beenden aller Wiederholungen vollständig ablegen

Belastung: 12 bis 15 Wiederholungen pro Seite

Variationen:

— das angehobene Bein nach vorn und wieder zurückführen

— den Fuß des oberen Beins vor dem unteren Bein aufstellen

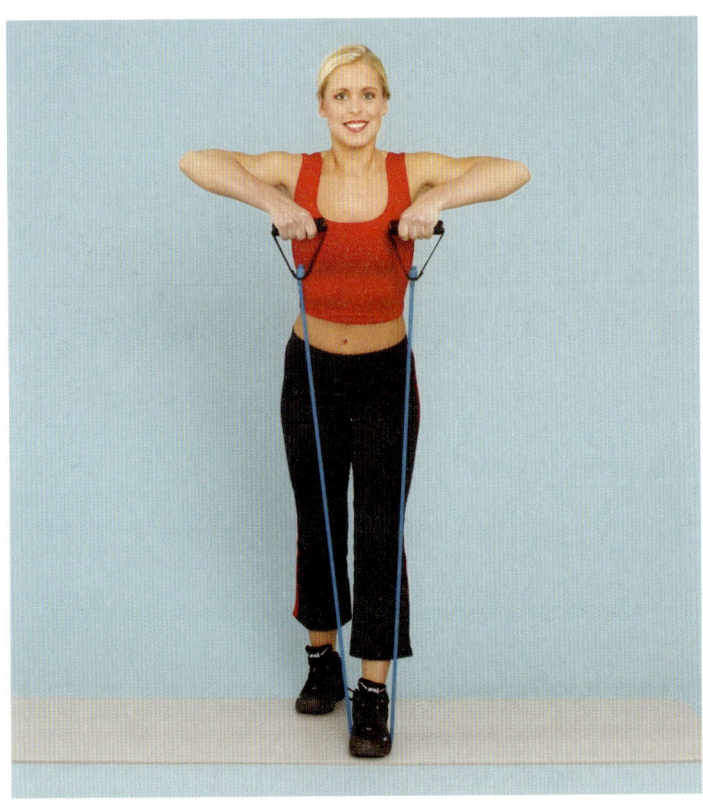

▍ Die Schultermuskeln

Wirkung: Kräftigung der Schultergürtelmuskeln

Trainingsgerät: Physio Tube Basic

Ausgangsstellung: im Stand mit hüftbreit geöffneten Füßen einen Fuß auf das Tube stellen und es mit beiden Händen fassen, Beine leicht beugen

Ausführung: beide Ellbogen bis in Schulterhöhe nach oben ziehen, die Griffe vor dem Oberkörper etwa in Brusthöhe halten und wieder zurück in die Ausgangsstellung führen

Wichtig: Oberkörper leicht nach vorn neigen, der Rücken ist gerade, Hohlkreuz vermeiden

Belastung: 15 bis 20 Wiederholungen

Variationen:

- mit beiden Beinen auf das Tube stellen
- Arme leicht gebeugt zur Seite ziehen
- beide Griffe mit beiden Händen fassen

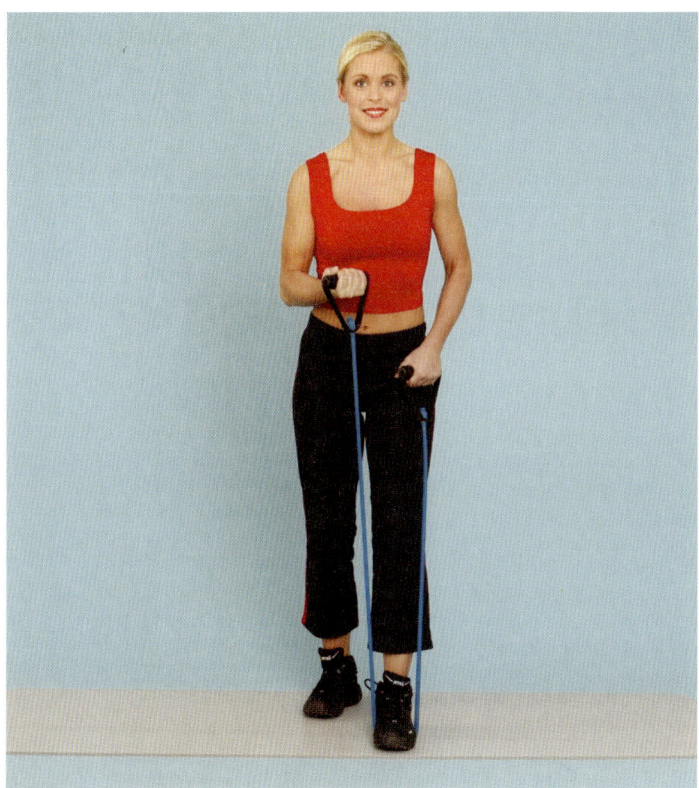

Die Armmuskeln

Wirkung: Kräftigung der vorderen Oberarmmuskeln (Bizeps)

Trainingsgerät: Physio Tube Basic

Ausgangsstellung: im Stand mit hüftbreit geöffneten Füßen einen Fuß auf das Tube stellen und es mit beiden Händen fassen Die linke Hand auf dem linken Oberschenkel ablegen, Beine leicht beugen

Ausführung: den rechten Arm zum rechten Winkel beugen und wieder zurück in die Ausgangsstellung führen

Wichtig: den Oberkörper leicht nach vorn neigen, der Rücken ist gerade, Hohlkreuz vermeiden

Belastung: 12 bis 15 Wiederholungen, dann die Seite wechseln

Variationen:

— mit beiden Beinen auf das Tube stellen

— beide Arme gleichzeitig beugen

— beide Arme im Wechsel beugen

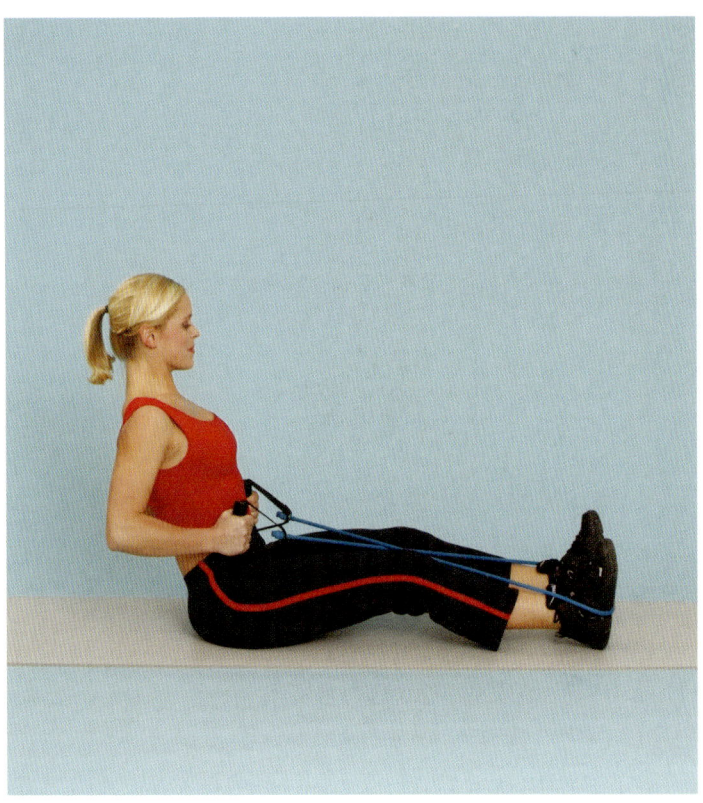

| Die Rückenmuskeln

Wirkung: Kräftigung der breiten Rückenmuskeln

Trainingsgerät: Physio Tube Basic

Ausgangsstellung: im Sitzen die Fersen aufstellen, das Tube um die hüftbreit geöffneten Füße legen und das gekreuzte Tube gekreuzt mit beiden Händen fassen

Ausführung: beide Ellbogen seitlich nah am Oberkörper vorbei zurückziehen, etwas unter Brusthöhe halten und wieder zurück in die Ausgangsstellung führen

Wichtig: der Rücken ist gerade, die Schultern unten lassen

Belastung: 15 bis 20 Wiederholungen

Variationen:

— die Ellbogen schräg nach oben und die Hände zu den Schultern ziehen

— das Tube nicht kreuzen

— die Arme im Wechsel nach hinten ziehen

— die Füße weiter öffnen

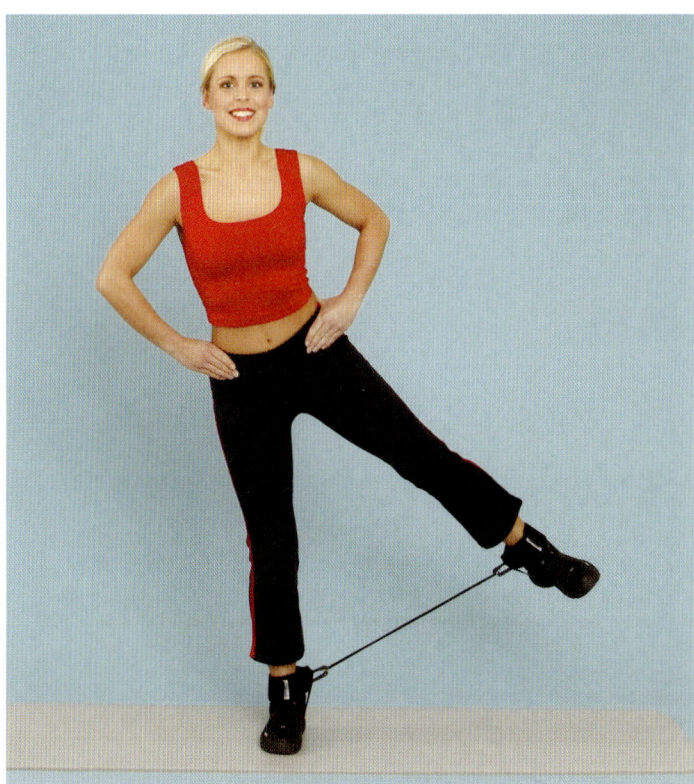

Die Oberschenkelmuskeln

Wirkung: Kräftigung der äußeren Oberschenkelmuskeln

Trainingsgerät: Physio Tube Shape

Ausgangsstellung: das Tube an den Fußgelenken befestigen, im Stand mit hüftbreit geöffneten Füßen Beine leicht beugen, das rechte Bein vom Boden abheben, Hände in die Hüfte stützen

Ausführung: das rechte Bein zur Seite anheben, bis das Tube gespannt ist, und wieder zurück in die Ausgangsstellung führen

Wichtig: die Fußspitze des angehobenen Beins zeigt nach vorn, Oberkörper nicht zur Seite abkippen, Bauchmuskeln anspannen

Belastung: 12 bis 15 Wiederholungen, dann die Seite wechseln

Variationen:

- an einer Stuhllehne oder einer Wand festhalten zur besseren Stabilisation
- Übung in der Seitlage ausführen, wobei das obere Bein abgehoben und die obere Hand vor dem Oberkörper abgestützt wird

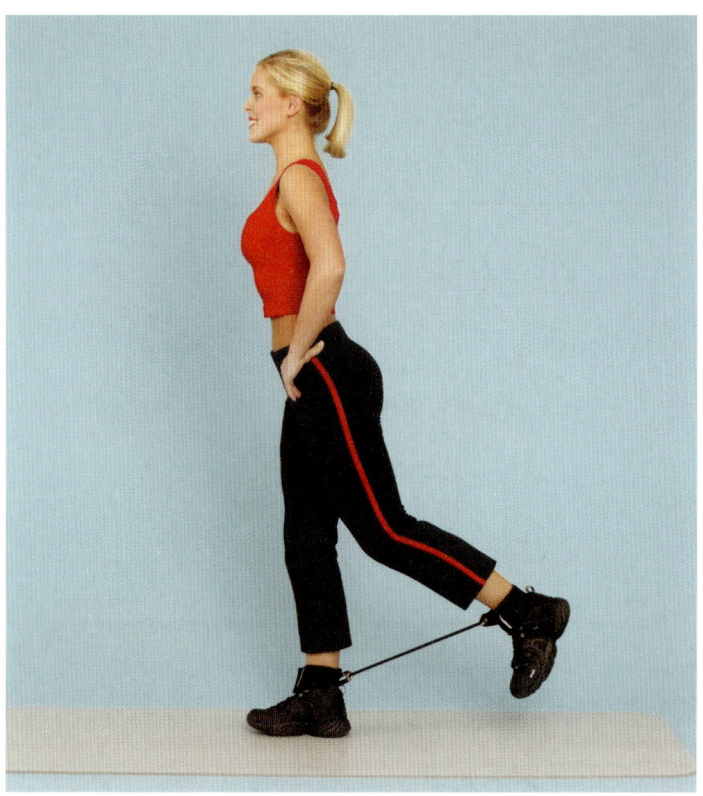

▌ Die Oberschenkelmuskeln

Wirkung: Kräftigung der hinteren Oberschenkelmuskeln

Trainingsgerät: Physio Tube Shape

Ausgangsstellung: das Tube an den Fußgelenken befestigen, im Stand mit hüftbreit geöffneten Füßen Beine leicht beugen, das rechte Bein vom Boden abheben, Hände in die Hüfte stützen

Ausführung: das rechte Bein anheben und nach hinten führen, bis das Tube gespannt ist, und wieder zurück in die Ausgangsstellung führen

Wichtig: Oberkörper bleibt aufrecht, nicht nach vorn kippen, Bauchmuskeln anspannen

Belastung: 12 bis 15 Wiederholungen, dann die Seite wechseln

Variationen:

━ an einer Stuhllehne oder einer Wand festhalten zur besseren Stabilisation

━ Übung in Bauchlage ausführen, wobei ein Bein leicht gebeugt vom Boden abgehoben wird

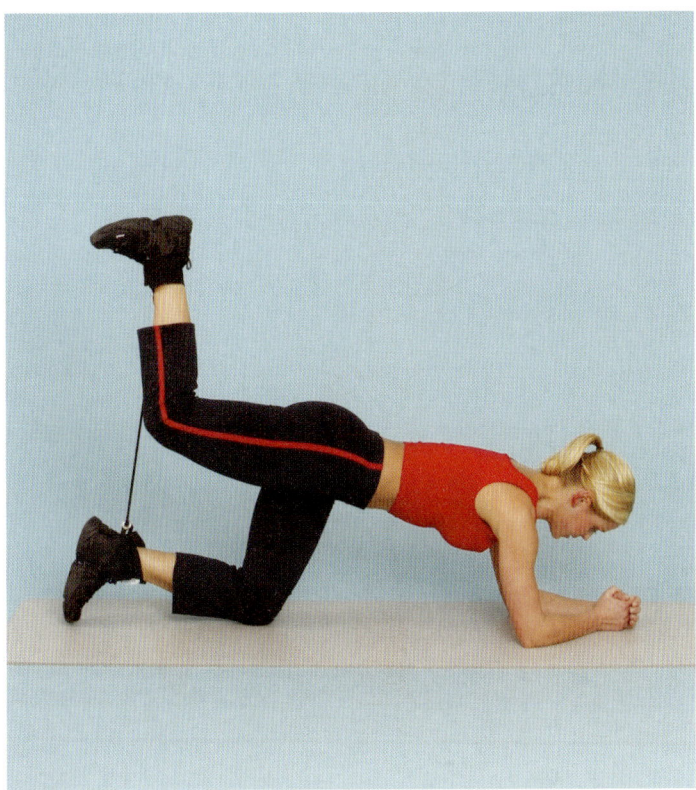

Die Gesäßmuskeln

Wirkung: Kräftigung der Gesäßmuskeln

Trainingsgerät: Physio Tube Shape

Ausgangsstellung: das Tube an den Fußgelenken befestigen, in der Bankstellung auf den Unterarmen abstützen, das rechte Bein rechtwinklig beugen und anheben, bis der Oberschenkel waagerecht angehoben ist

Ausführung: das Bein mit kleinen Bewegungen nach oben führen, wobei die Fußsohle zur Decke schiebt, und wieder zurück in die Ausgangsstellung führen

Wichtig: den Kniewinkel halten, der Blick ist nach unten gerichtet, Bauchmuskeln anspannen, der Rücken ist gerade, Hohlkreuz vermeiden

Belastung: 12 bis 15 Wiederholungen, dann die Seite wechseln

Variation:

— das Bein mit gehaltenem Kniewinkel in einer großen Bewegung vom Boden nach oben führen

▌ Stretching

Es gibt verschiedene Methoden, einen Muskel zu dehnen. Mit Stretching bezeichnet man das gehaltene Dehnen (stretch, engl. = dehnen, strecken, länger oder weiter werden). Ein Dehnposition wird langsam eingenommen und einige Zeit gehalten. Auf diesem Wege erreicht man vor allem zwei Dinge: das Lösen von Muskelverspannungen und eine strukturelle Verlängerung der Muskelfasern. Das heißt, Muskelverkürzungen können rückgängig gemacht, eine eingeschränkte Beweglichkeit wieder zurückgewonnen werden. Nach dem Muskeltraining hat das Stretching die zusätzliche Aufgabe, die beanspruchte Muskulatur sanft in ihre Ausgangsform zurückzubringen.

Das passive-statische Dehnen hat sich im Fitnesssport gegenüber einer aktiv-dynamischen Form durchgesetzt, weil es die Muskeln schont, das Gewebe nicht reizt und die Gelenke nicht strapaziert. Passiv bedeutet, dass äußere Kräfte wie die Schwerkraft beziehungsweise das Eigengewicht oder möglicherweise auch ein Partner wirken. Statisch heißt, dass die Dehnung nur gehalten und bei der Übung nicht nachgefedert oder gewippt wird.

Wichtig ist, sich langsam und vorsichtig in die Dehnposition zu begeben. Die Dehnung wird dann etwa 20 Sekunden gehalten und auch langsam wieder gelöst. Wie bei den Kräftigungsübungen sollten Sie sich auch im Hinblick auf die Dehnbarkeit ihrer Muskulatur und Ihre Beweglichkeit nicht mit anderen Personen vergleichen. Die körperlichen Voraussetzungen sind individuell zu verschieden. Bei einem richtig durchgeführten Stretching kann man spüren, wie sich die verspannte Muskulatur wieder streckt. Wenn Schmerzen auftreten, ist die Dehnposition jedoch sofort ein wenig zurückzunehmen. Ein als angenehm empfundener Dehnungsreiz zeigt Ihnen an, wann Sie die für Sie optimale Position erreicht haben.

Ziehen Sie sich für das Stretching am Ende einer Trainingseinheit ruhig eine lange Hose und ein langärmeliges Oberteil über. Wärmende Bekleidung verhindert, dass der erhitzte Körper während des statischen Haltens zu stark auskühlt. Auf die Schuhe können Sie verzichten, wenn es Ihnen angenehmer ohne sie ist. Sie können sie vielleicht schnell gegen ein Paar warmer Socken tauschen. Das Stretching sollte etwa fünf bis zehn Minuten dauern.

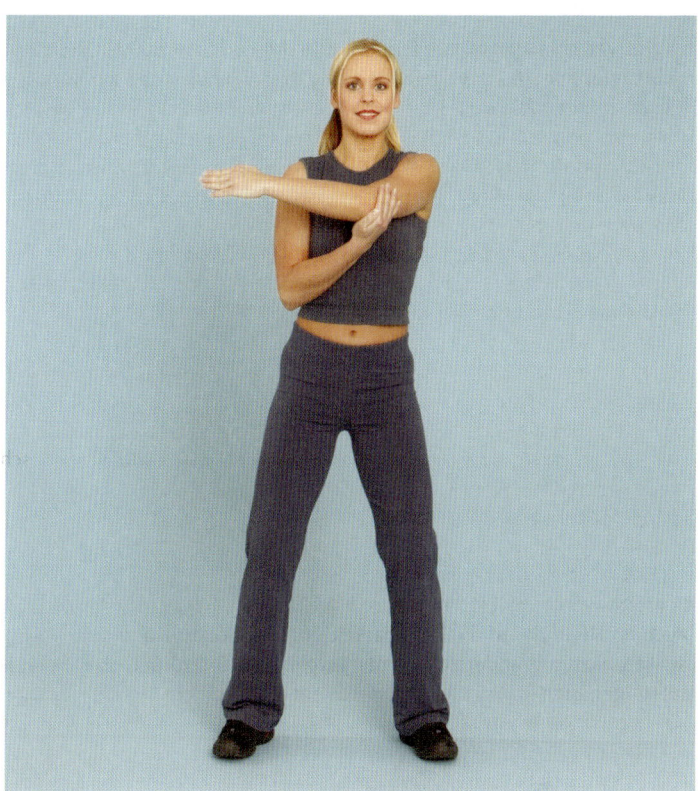

Die Schultermuskeln

Wirkung: Dehnung der Schultergürtelmuskeln

Ausgangsstellung: Stand mit hüftbreit geöffneten Füßen, beide Beine leicht beugen, mit der rechten Hand den linken Arm am Ellbogen fassen

Ausführung: den linken Arm langsam zur rechten Seite ziehen

Wichtig: der Oberkörper ist gerade, die Schultern unten lassen

Belastung: etwa 20 Sekunden halten, dann die Seite wechseln

Variationen:

— das linke Schulterblatt so weit wie möglich senken

— den linken Arm zusätzlich beugen und die linke Hand auf die linke Schulter legen

— Übung im Sitzen ausführen

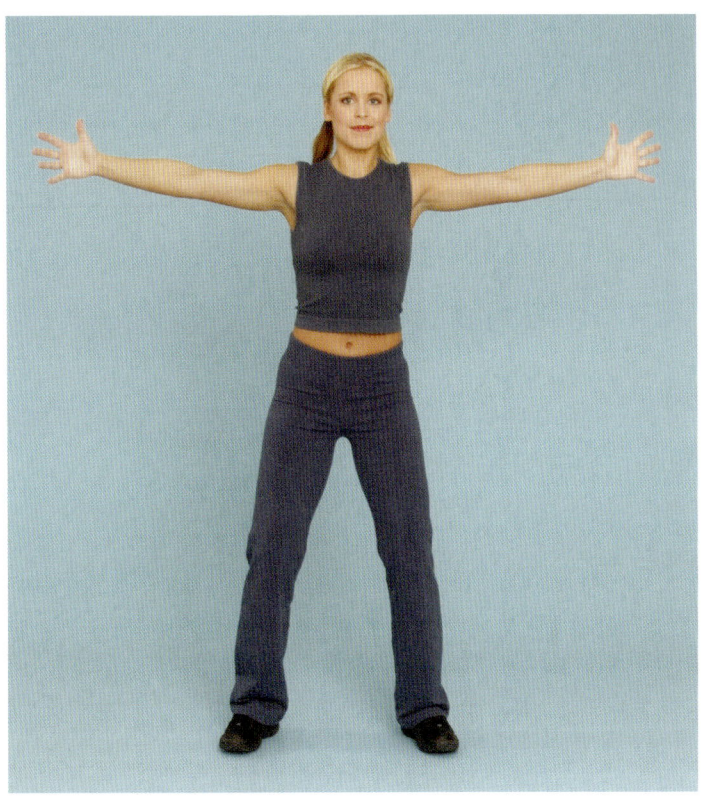

Die Armmuskeln

Wirkung: Dehnung der vorderen Oberarmmuskeln (Bizeps)

Ausgangsstellung: Stand mit hüftbreit geöffneten Füßen, beide Beine leicht beugen, die Arme in die Seithalte nehmen und die Finger spreizen

Ausführung: die Arme weit nach hinten führen

Wichtig: der Rücken ist gerade, Hohlkreuz vermeiden, Schultern unten lassen

Belastung: etwa 20 Sekunden halten, dann die Seite wechseln

Variationen:

- eine Hand in Schulterhöhe an einer Wand abstützen und langsam den Oberkörper zur Seite wegdrehen
- Übung im Sitzen ausführen

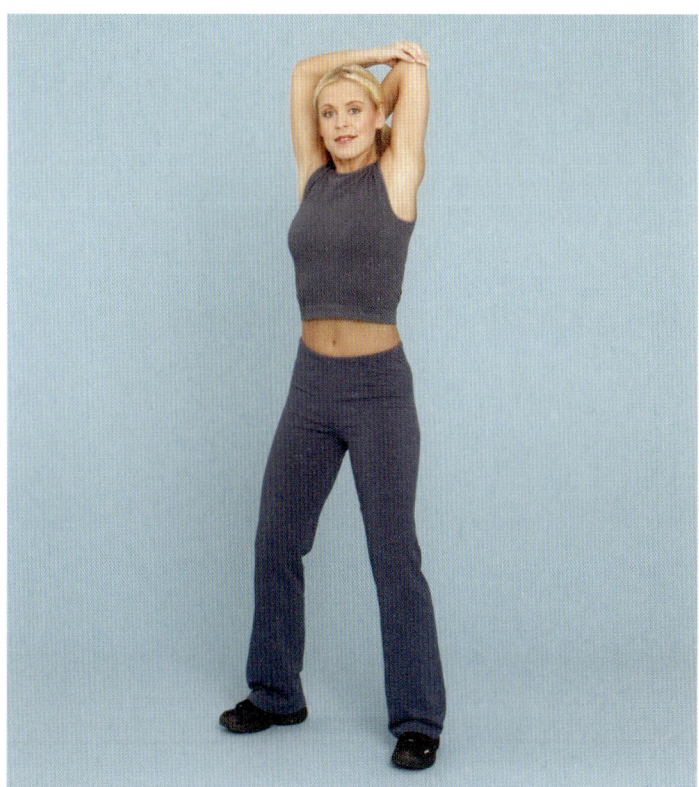

Die Armmuskeln

Wirkung: Dehnung der hinteren Oberarmmuskeln (Trizeps)

Ausgangsstellung: Stand mit hüftbreit geöffneten Füßen, beide Beine leicht beugen, den rechten Arm nach oben nehmen und hinter dem Kopf beugen, mit der linken Hand am rechten Arm fassen

Ausführung: den rechten Ellbogen langsam zur linken Seite ziehen

Wichtig: Oberkörper bleibt aufrecht, Schultern unten und gerade lassen

Belastung: etwa 20 Sekunden halten, dann die Seite wechseln

Variationen:

- den Ellbogen verstärkt nach links unten ziehen
- Übung im Sitzen ausführen

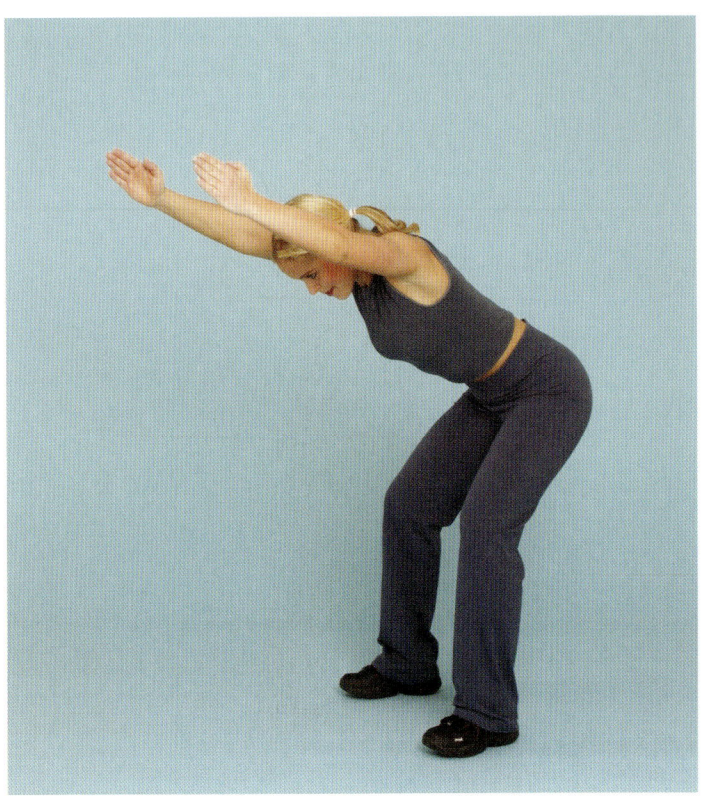

❙ Die Rückenmuskeln

Wirkung: Dehnung der langen Rückenmuskeln

Ausgangsstellung: Stand mit hüftbreit geöffneten Füßen, beide Beine leicht beugen, die Arme rechts und links neben den Kopf hochnehmen

Ausführung: Oberkörper nach vorn neigen, die Arme langsam so weit wie möglich nach vorn ziehen

Wichtig: der Rücken ist gerade, der Kopf bleibt zwischen den Armen

Belastung: etwa 20 Sekunden halten

Variationen:

━ Arme locker nach unten fallen lassen, Rücken rund machen, Bauchnabel einziehen

━ nur einen Arm nach vorn ziehen

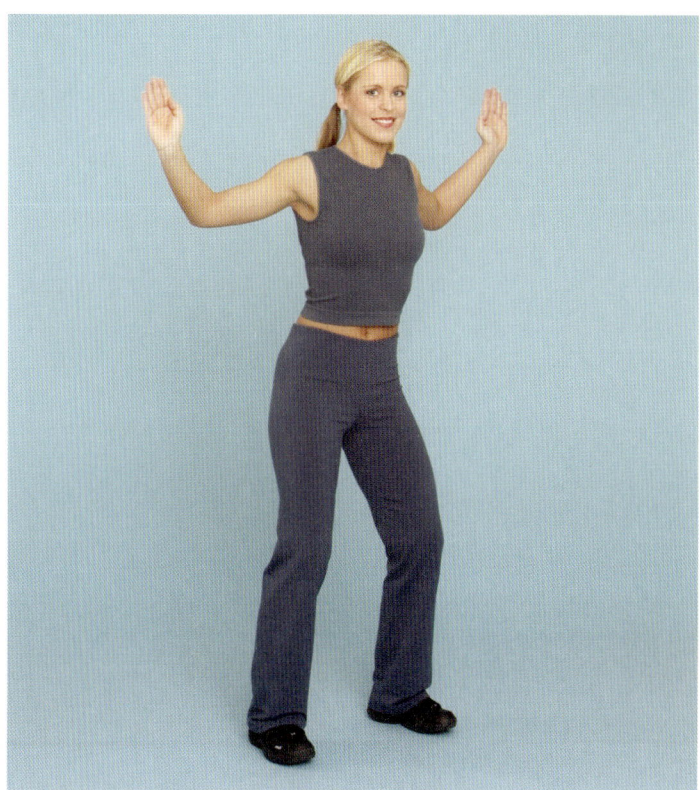

Die Brustmuskeln

Wirkung: Dehnung der großen Brustmuskeln

Ausgangsstellung: Stand mit hüftbreit geöffneten Füßen, beide Beine leicht beugen, die Arme in die Seithalte nehmen und die Finger schließen

Ausführung: die leicht gebeugten Arme langsam in Schulterhöhe möglichst weit nach hinten ziehen

Wichtig: der Rücken ist gerade, Hohlkreuz vermeiden, Schultern unten lassen

Belastung: etwa 20 Sekunden halten

Variation:

— Unterarm in Schulterhöhe an einer Wand anlegen und langsam den Oberkörper zur Seite wegdrehen

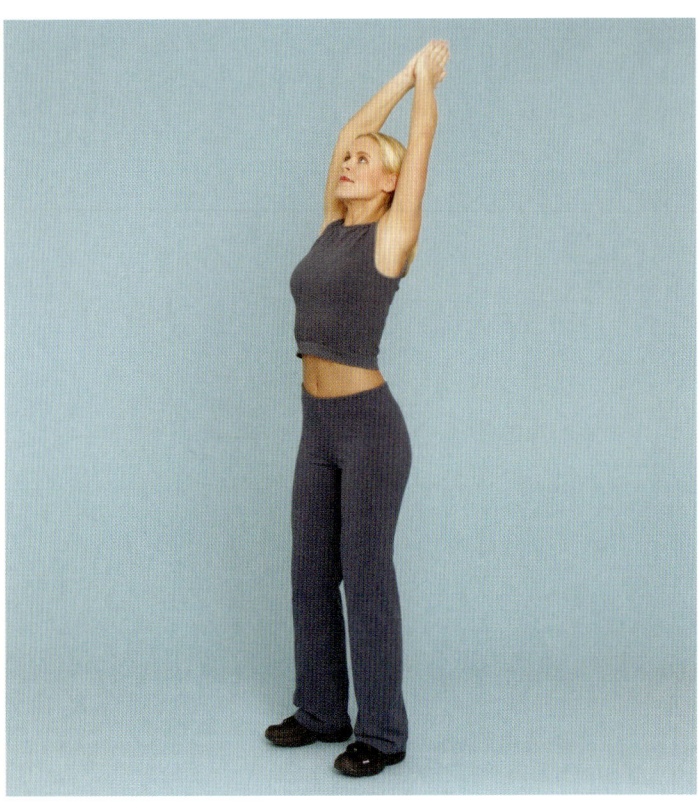

▍ Die Bauchmuskeln

Wirkung: Dehnung der geraden Bauchmuskeln

Ausgangsstellung: Stand mit hüftbreit geöffneten Füßen, beide Beine leicht beugen, die Handflächen vor dem Oberkörper aneinander legen, Arme nach oben führen

Ausführung: langsam den Oberkörper nach hinten beugen

Wichtig: nicht zu weit zurücklehnen, Hohlkreuz vermeiden, Gesäß anspannen

Belastung: etwa 20 Sekunden halten

Variation:

— leichtes Eindrehen zur rechten oder linken Seite

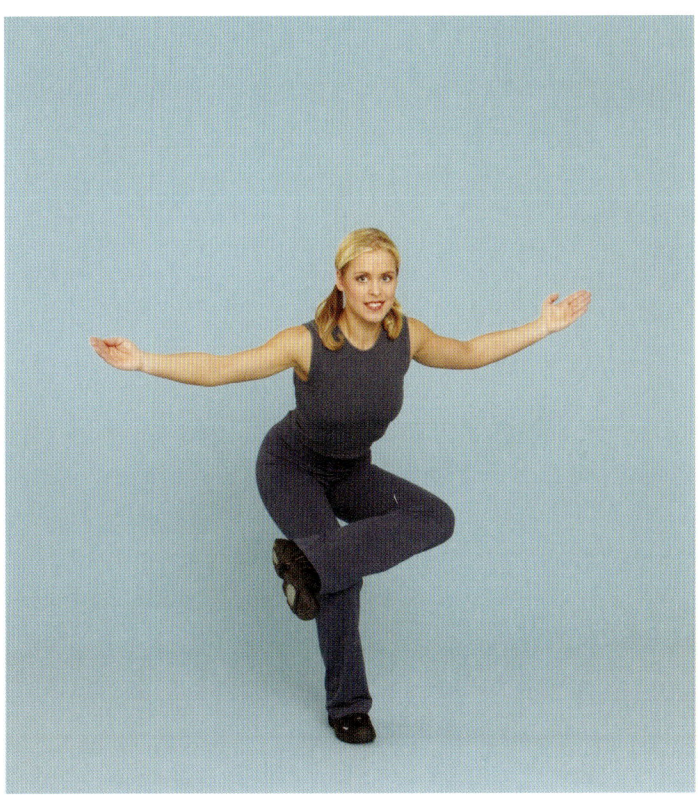

⦙ Die Gesäßmuskeln

Wirkung: Dehnung der Gesäßmuskeln (und auch der äußeren Oberschenkelmuskeln)

Ausgangsstellung: aus dem Stand mit hüftbreit geöffneten Füßen den rechten Unterschenkel auf dem linken Oberschenkel ablegen, Arme in die Seithalte nehmen

Ausführung: das untere Bein beugen und den Oberkörper langsam nach vorn neigen

Wichtig: der Rücken ist gerade

Belastung: etwa 20 Sekunden halten, dann die Seite wechseln

Variationen:

- Übung in Rückenlage ausführen, dazu die Beine anheben und Richtung Oberkörper führen
- im Stand mit hüftbreit geöffneten Füßen ein Knie heben, umfassen und langsam zum Oberkörper ziehen

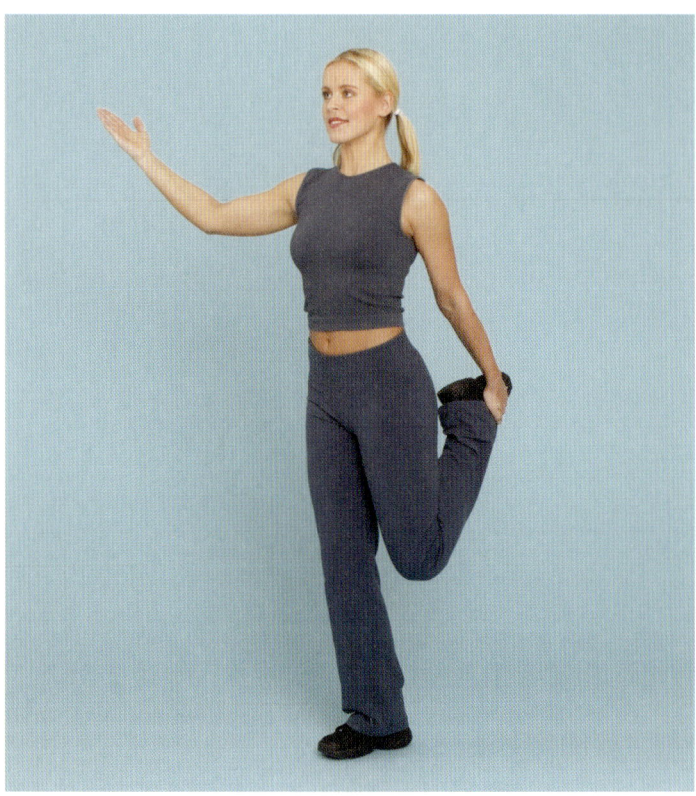

Die Oberschenkelmuskeln

Wirkung: Dehnung der vorderen Oberschenkelmuskeln

Ausgangsstellung: Stand mit hüftbreit geöffneten Füßen, einen Fuß mit der gleichseitigen Hand fassen

Ausführung: die Ferse langsam zum Gesäß führen, das Becken sanft nach vorn schieben

Wichtig: Bauchmuskeln anspannen, der Rücken ist gerade, nicht zur Seite ausweichen, die Knie nebeneinander halten

Belastung: etwa 20 Sekunden halten, dann die Seite wechseln

Variationen:

- an einer Stuhllehne oder einer Wand abstützen, für einen sicheren Stand
- Übung in der Seitlage ausführen, wobei der Kopf auf dem angewinkelten unteren Arm liegt und das obere Bein gedehnt wird

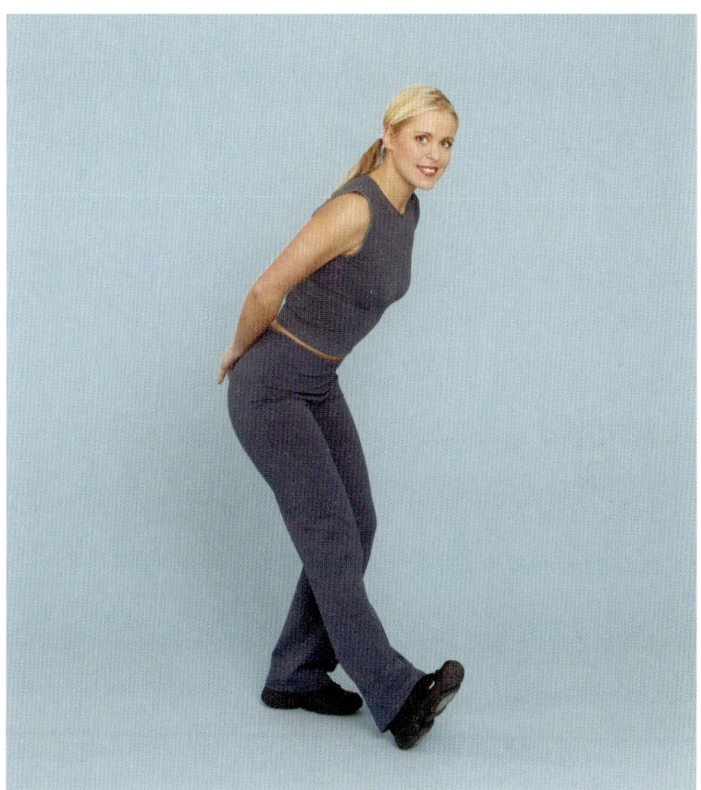

| **Die Oberschenkelmuskeln**

Wirkung: Dehnung der hinteren Oberschenkelmuskeln

Ausgangsstellung: Schrittstellung einnehmen, die vordere Ferse aufstellen und das Gewicht nach vorn verlagern, die Hände auf dem Rücken ablegen

Ausführung: das Gesäß bewusst langsam nach hinten schieben

Wichtig: der Rücken ist gerade, das vordere Bein ist leicht gebeugt

Belastung: etwa 20 Sekunden halten, dann die Seite wechseln

Variationen:

— vorderen Fuß auf eine Stufe oder einen Kasten stellen

— tiefer in die Kniebeuge gehen

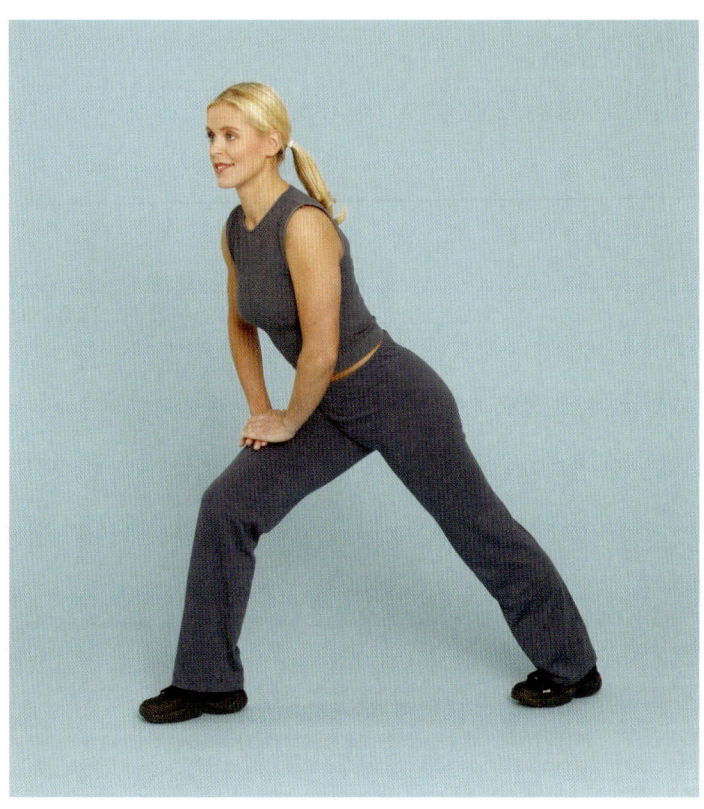

▎ Die Wadenmuskeln

Wirkung: Dehnung der Wadenmuskeln

Ausgangsstellung: Schrittstellung einnehmen, die hintere Fußspitze aufstellen, vorderes Bein beugen und die Hände locker auf dem Oberschenkel ablegen

Ausführung: hintere Ferse langsam zum Boden absenken

Wichtig: die Füße stehen parallel zueinander, der Rücken ist gerade, das Gewicht befindet sich auf dem vorderen Bein

Belastung: etwa 20 Sekunden halten, dann die Seite wechseln

Variationen:

— nach dem Senken der Ferse das hintere Bein beugen

— vorderen Fuß auf eine Stufe oder einen Kasten stellen

Entspannung

Die Entspannungsübungen helfen Ihnen, eine Trainingsstunde harmonisch zu beenden und in den Alltag zurückzufinden, wo Sie sich voller neuer Energie neuen Aufgaben zuwenden beziehungsweise den Tag gelassen ausklingen lassen können.

Nehmen Sie sich Zeit für die wohltuende Entspannung. Versuchen Sie, alles um sich herum zu vergessen. Wem es gelingt, in diesen Minuten wirklich abzuschalten, der wird trotz der Kürze der Zeit zu innerem Gleichgewicht finden.

Ein Wort noch zur Atmung: Ein bewusstes ruhiges Atmen fördert die relaxende Wirkung der Übungen. Tiefes Ausatmen entspannt besonders. Beginnen Sie darum den letzten Übungsabschnitt mit einer einfachen Atemübung.

Auch Musik kann die Entspannung unterstützen. Wählen Sie dazu eine CD mit Instrumentalmusik oder Naturklängen. Wichtig ist eine ruhige Atmosphäre. Da die Entspannungsübungen ohne große Muskeltätigkeit ablaufen, ist es ratsam, auch hier auf eine ausreichend warme Bekleidung zu achten. Gönnen Sie sich für diesen harmonischen Ausklang Ihres Trainingsprogramms und die Rückkehr in den Alltag fünf bis zehn Minuten.

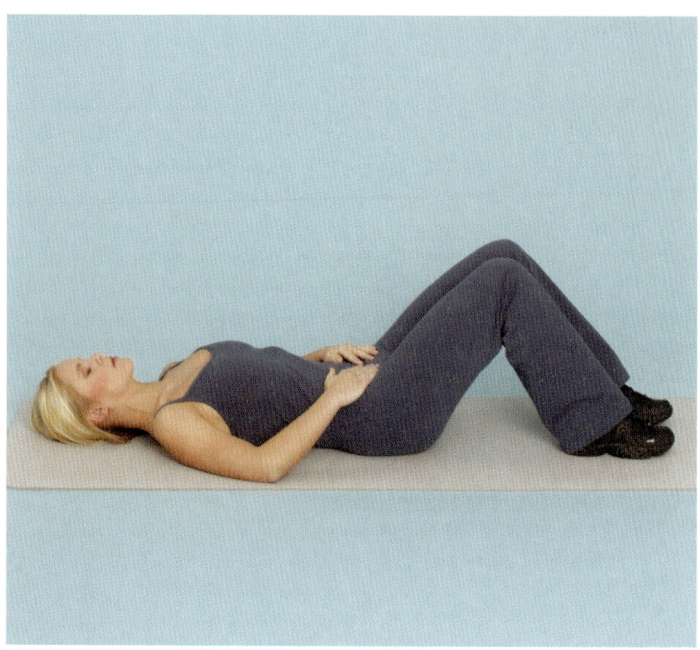

Durchatmen

Wirkung: Bewusste Atmung, Beruhigung, Entspannung

Ausgangsstellung: Rückenlage, Füße etwa hüftbreit aufstellen, Hände locker auf Bauch oder Brust ablegen

Ausführung: Augen schließen, ruhig und konzentriert ein- und ausatmen, den Atemfluss nachspüren

Wichtig: Hohlkreuz vermeiden

Belastung: mindestens eine Minute ruhig und tief atmen

Variationen:

— bewusst in den Bauch atmen
— bewusst in den Brustkorb atmen

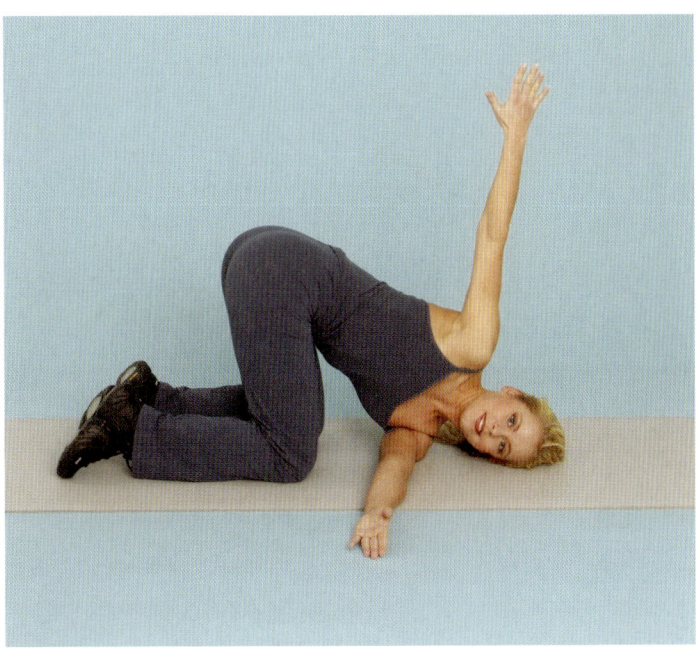

Verdrehung

Wirkung: Entspannung der Körperseiten

Ausgangsstellung: Kniestand mit hüftbreit geöffneten Knien, den Oberkörper nach vorne führen, Kopf langsam ablegen

Ausführung: linken Arm unter den Oberkörper hindurch weit nach rechts schieben und die linke Schulter ablegen, rechten Arm nach hinten oben führen

Wichtig: Gewicht des Oberkörpers ruht auf der Schulter am Boden

Belastung: mindestens eine Minute in der Position bleiben, dann die Seite wechseln

Variation:

- Kissen unter die Knie legen

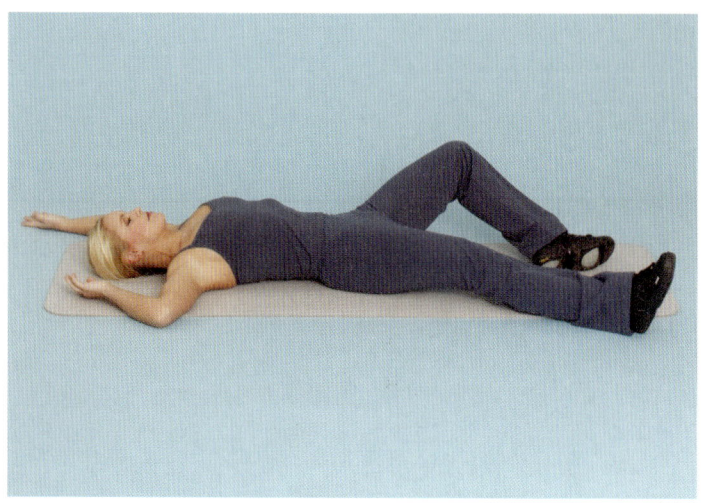

Diagonale

Wirkung: Streckung des gesamten Körpers

Ausgangsstellung: in der Rückenlage Arme und Beine lang ausstrecken und leicht öffnen

Ausführung: Augen schließen, ruhig und konzentriert ein- und ausatmen, den gesamten Körper diagonal auseinander ziehen, das heißt der rechte Fuß zieht nach rechts unten, linke Hand zieht nach links oben

Wichtig: Hüfte am Boden lassen, Hohlkreuz vermeiden

Belastung: mindestens eine Minute in der Position bleiben, dann die Seite wechseln

Variation:

— den gestreckten Arm etwas vom Boden abheben

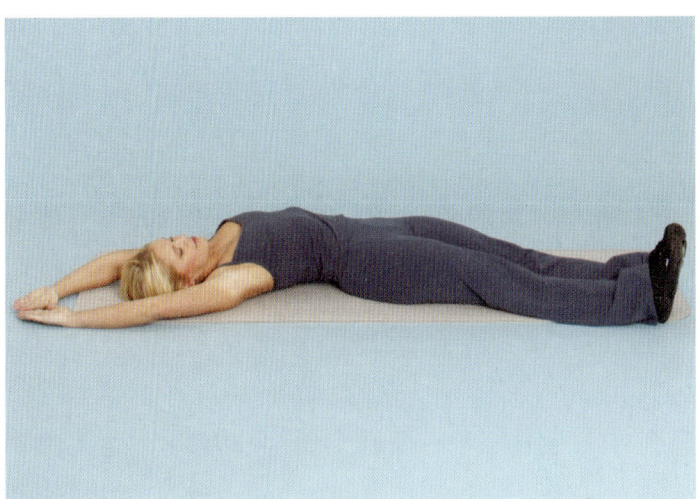

Halbmond

Wirkung: Entspannung der Körperseiten

Ausgangsstellung: in der Rückenlage Arme und Beine lang ausstrecken, Hände und Füße liegen nah beieinander

Ausführung: Augen schließen, ruhig und konzentriert ein- und ausatmen, mit der Ausatmung langsam nacheinander Arme und Beine zur rechten Körperseite bringen bis zu einer Halbmond ähnlichen Lage

Wichtig: Hüfte am Boden lassen

Belastung: mindestens eine Minute in der Position bleiben, dann die Seite wechseln

Variationen:

- nur die Arme zur Seite bringen
- nur die Beine zur Seite bringen

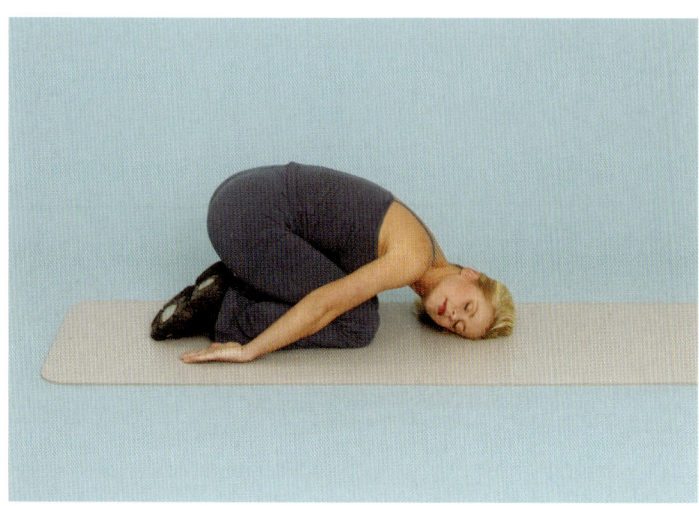

▎ Päckchen

Wirkung: Entlastung des ganzen Körpers

Ausgangsstellung: Kniestand, langsam auf die Fersen setzen, den Rücken rund machen und die Arme locker neben dem Körper ablegen

Ausführung: Augen schließen, ruhig und konzentriert ein- und ausatmen, der körperlichen Entlastung nachspüren

Wichtig: Gesäß nur so weit absenken, dass der Kopf am Boden bleibt

Belastung: mindestens eine Minute in der Position bleiben

Variationen:

— ein Kissen unter den Kopf legen
— die Stirn am Boden ablegen

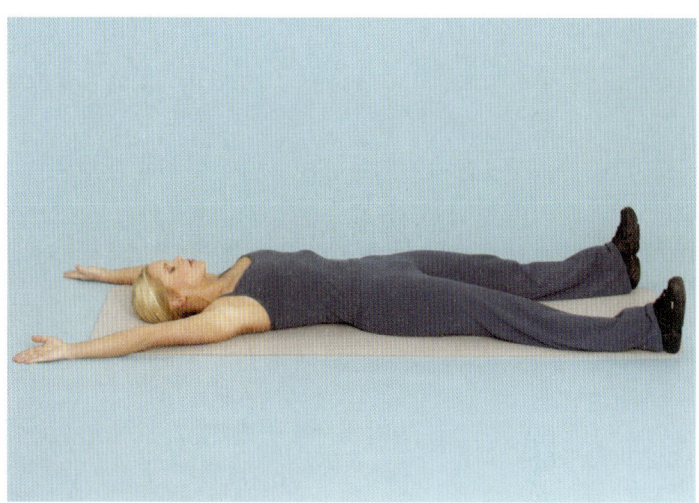

Paradies

Wirkung: Entspannung des ganzen Körpers

Ausgangsstellung: in der Rückenlage Arme und Beine lang ausstrecken und leicht öffnen

Ausführung: Augen schließen, ruhig und konzentriert ein- und ausatmen, Bodenberührung erspüren, vollkommene Entspannung genießen

Wichtig: Hohlkreuz vermeiden

Belastung: eine bis fünf Minuten in der Position bleiben

Variationen:

- ein Kissen unter die Füße legen
- Füße auf einem niedrigen Hocker ablegen
- ein zusammengerolltes Handtuch unter die Schulterblätter legen

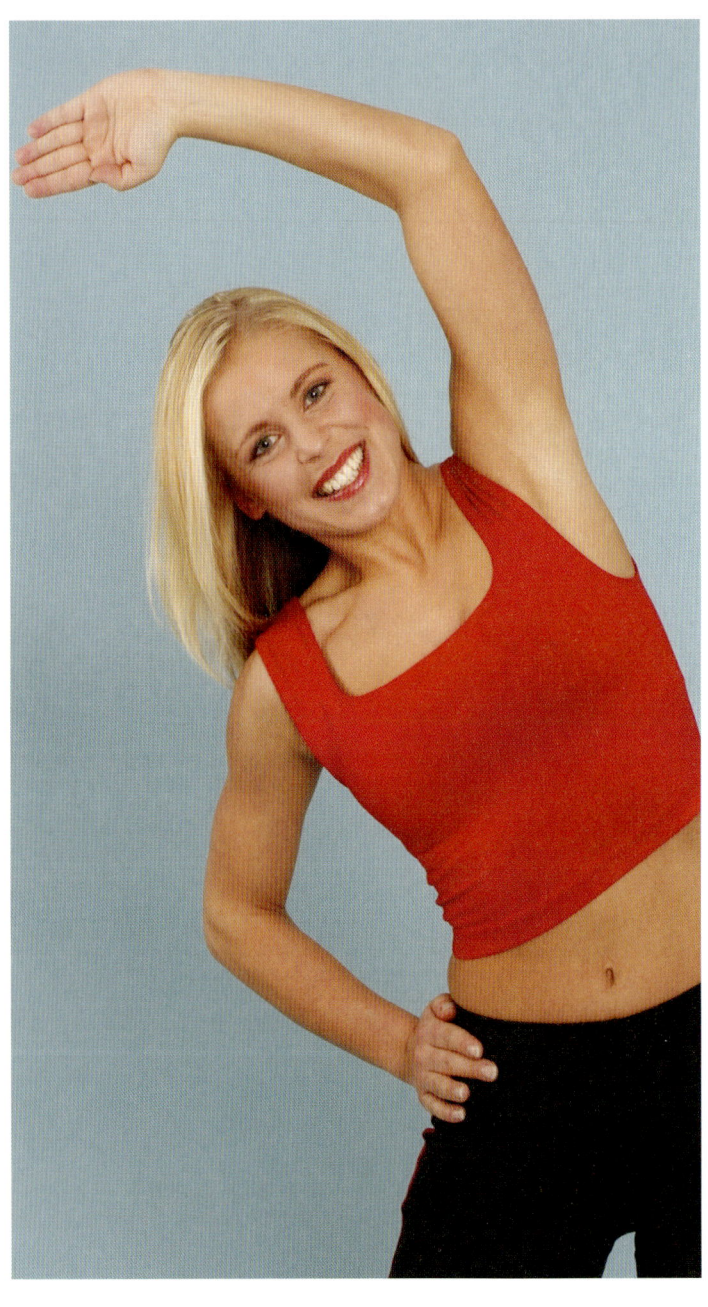

Trainingspläne

❙ Für Einsteiger/1. und 2. Woche

❙ Aufwärmen	Seite	Satz	Belastung
Marschieren	47	1	mind. 8 Wdh.
Kniebeugen	48	1	mind. 8 Wdh.
Schulternkreisen	49	1	mind. 8 Wdh.
Gewichtsverlagerung	50	1	mind. 8 Wdh.

❙ Körpertraining			
Oberschenkelmuskeln	72	1	10 Wdh.
Oberschenkelmuskeln	74	1	10 Wdh.
Brustmuskeln	56	1	10 Wdh.
Rückenmuskeln	67	1	10 Wdh.
Rückenmuskeln	68	1	10 Wdh.
Gesäßmuskeln	70	1	10 Wdh.
Schultermuskeln	54	1	10 Wdh.
Armmuskeln	59	1	10 Wdh.
Armmuskeln	60	1	10 Wdh.
Bauchmuskeln	14	1	10 Wdh.
Bauchmuskeln	16	1	10 Wdh.

❙ Stretching			
Oberschenkelmuskeln	102		
Oberschenkelmuskeln	103		
Wadenmuskeln	104		
Brustmuskeln	99		
Rückenmuskeln	98		
Gesäßmuskeln	101		
Schultermuskeln	95		
Armmuskeln	96		
Armmuskeln	97		
Bauchmuskeln	100		

Entspannung	Seite
Durchatmen	106
Verdrehung	107
Päckchen	110
Paradies	111

Für Einsteiger/3. und 4. Woche

Aufwärmen	Seite	Satz	Belastung
Marschieren	47	1	mind. 8 Wdh.
Gewichtsverlagerung	50	1	mind. 8 Wdh.
Knieheben	51	1	mind. 8 Wdh.
Ferseaufstellen	52	1	mind. 8 Wdh.

Körpertraining			
Oberschenkelmuskeln	75	1	10 Wdh.
Oberschenkelmuskeln	76	1	10 Wdh.
Wadenmuskeln	77	1	10 Wdh.
Brustmuskeln	57	1	10 Wdh.
Rückenmuskeln	68	1	10 Wdh.
Rückenmuskeln	69	1	10 Wdh.
seitliche Rumpfmuskeln	65	1	10 Wdh.
Gesäßmuskeln	71	1	10 Wdh.
Schultermuskeln	55	1	10 Wdh.
Schultermuskeln	54	1	10 Wdh.
Armmuskeln	58	1	10 Wdh.
Bauchmuskeln	62	1	10 Wdh.
Bauchmuskeln	63	1	10 Wdh.

Stretching	
Oberschenkelmuskeln	102
Oberschenkelmuskeln	103
Wadenmuskeln	104
Brustmuskeln	99
Rückenmuskeln	98
Gesäßmuskeln	101
Schultermuskeln	95
Armmuskeln	96
Armmuskeln	97
Bauchmuskeln	100

Entspannung	Seite
Durchatmen	106
Diagonale	108
Halbmond	109
Paradies	111

Für Einsteiger/5. und 6. Woche

Aufwärmen	Seite	Satz	Belastung
Marschieren	47	1	mind. 8 Wdh.
Kniebeugen	48	1	mind. 8 Wdh.
Schulternkreisen	49	1	mind. 8 Wdh.
Gewichtsverlagerung	50	1	mind. 8 Wdh.
Ferseaufstellen	52	1	mind. 8 Wdh.

Körpertraining			
Oberschenkelmuskeln	73	1	12 Wdh.
Oberschenkelmuskeln	74	1	12 Wdh.
Wadenmuskeln	77	1	12 Wdh.
Brustmuskeln	56	1	12 Wdh.
Rückenmuskeln	67	1	12 Wdh.
Rückenmuskeln	69	1	12 Wdh.
Gesäßmuskeln	70	1	12 Wdh.
Schultermuskeln	55	1	12 Wdh.
Armmuskeln	59	1	12 Wdh.
Armmuskeln	60	1	12 Wdh.
Bauchmuskeln	61	1	12 Wdh.
Bauchmuskeln	64	1	12 Wdh.

Stretching	Seite
Oberschenkelmuskeln	102
Oberschenkelmuskeln	103
Wadenmuskeln	104
Brustmuskeln	99
Rückenmuskeln	98
Gesäßmuskeln	101
Schultermuskeln	95
Armmuskeln	96
Armmuskeln	97
Bauchmuskeln	100

▌ **Entspannung**	Seite
Durchatmen	106
Verdrehung	107
Diagonale	108
Päckchen	110
Paradies	111

▌ Für Einsteiger/7. und 8. Woche

▌ **Aufwärmen**	Seite	Satz	Belastung
Marschieren	47	1	mind. 8 Wdh.
Schulternkreisen	49	1	mind. 8 Wdh.
Gewichtsverlagerung	50	1	mind. 8 Wdh.
Knieheben	51	1	mind. 8 Wdh.
Ferseaufstellen	52	1	mind. 8 Wdh.

▌ **Körpertraining**			
Oberschenkelmuskeln	75	1	12 Wdh.
Oberschenkelmuskeln	76	1	12 Wdh.
Wadenmuskeln	77	1	12 Wdh.
Brustmuskeln	57	1	12 Wdh.
Rückenmuskeln	68	1	12 Wdh.
Rückenmuskeln	67	1	12 Wdh.
seitliche Rumpfmuskeln	66	1	12 Wdh.
Gesäßmuskeln	71	1	12 Wdh.
Schultermuskeln	54	1	12 Wdh.
Schultermuskeln	55	1	12 Wdh.
Armmuskeln	58	1	12 Wdh.
Bauchmuskeln	62	1	12 Wdh.
Bauchmuskeln	63	1	12 Wdh.

▌ **Stretching**	
Oberschenkelmuskeln	102
Oberschenkelmuskeln	103
Wadenmuskeln	104
Brustmuskeln	99
Rückenmuskeln	98
Gesäßmuskeln	101
Schultermuskeln	95
Armmuskeln	96
Armmuskeln	97
Bauchmuskeln	100

Entspannung	Seite
Durchatmen	106
Diagonale	108
Halbmond	109
Päckchen	110
Paradies	111

Für Fortgeschrittene/1. und 2. Woche

Aufwärmen	Seite	Satz	Belastung
Marschieren	47	1	10 Wdh.
Kniebeugen	48	1	10 Wdh.
Schulternkreisen	49	1	10 Wdh.
Gewichtsverlagerung	50	1	10 Wdh.
Knieheben	51	1	10 Wdh.
Ferseaufstellen	52	1	10 Wdh.

Körpertraining			
Oberschenkelmuskeln	73	1	12 Wdh.
Oberschenkelmuskeln	74	1	12 Wdh.
Wadenmuskeln	77	1	12 Wdh.
Brustmuskeln	56	1	12 Wdh.
Rückenmuskeln	67	1	12 Wdh.
Rückenmuskeln	68	1	12 Wdh.
seitliche Rumpfmuskeln	65	1	12 Wdh.
Gesäßmuskeln	71	1	12 Wdh.
Schultermuskeln	73	1	12 Wdh.
Schultermuskeln	74	1	12 Wdh.
Armmuskeln	60	1	12 Wdh.
Armmuskeln	58	1	12 Wdh.
Bauchmuskeln	61	1	12 Wdh.
Bauchmuskeln	63	1	12 Wdh.
Übungen mit Hanteln			
Armmuskeln	80	1	12 Wdh.
Armmuskeln	81	1	12 Wdh.
Übungen mit Gelenkgewichten			
Bauchmuskeln	84	1	12 Wdh.
Oberschenkelmuskeln	85	1	12 Wdh.

Stretching	Seite
Oberschenkelmuskeln	102
Oberschenkelmuskeln	103

Stretching	Seite
Wadenmuskeln	104
Brustmuskeln	99
Rückenmuskeln	98
Gesäßmuskeln	101
Schultermuskeln	95
Armmuskeln	96
Armmuskeln	97
Bauchmuskeln	100

Entspannung	
Durchatmen	106
Verdrehung	107
Diagonale	108
Halbmond	109
Päckchen	110
Paradies	111

Für Fortgeschrittene/3. und 4. Woche

Aufwärmen	Seite	Satz	Belastung
Marschieren	47	1	10 Wdh.
Kniebeugen	48	1	10 Wdh.
Schulternkreisen	49	1	10 Wdh.
Gewichtsverlagerung	50	1	10 Wdh.
Knieheben	51	1	10 Wdh.
Ferseaufstellen	52	1	10 Wdh.

Körpertraining	Seite	Satz	Belastung
Oberschenkelmuskeln	75	1	15 Wdh.
Oberschenkelmuskeln	76	1	15 Wdh.
Wadenmuskeln	77	1	15 Wdh.
Brustmuskeln	57	1	15 Wdh.
Rückenmuskeln	68	1	15 Wdh.
Rückenmuskeln	69	1	15 Wdh.
seitliche Rumpfmuskeln	66	1	15 Wdh.
Gesäßmuskeln	70	1	15 Wdh.
Schultermuskeln	55	1	15 Wdh.
Schultermuskeln	54	1	15 Wdh.
Armmuskeln	58	1	15 Wdh.
Armmuskeln	60	1	15 Wdh.
Bauchmuskeln	62	1	15 Wdh.
Bauchmuskeln	64	1	15 Wdh.

Körpertraining	Seite	Satz	Belastung
Übungen mit Tube			
Schultermuskeln	88	1	12 Wdh.
Armmuskeln	89	1	12 Wdh.
Oberschenkelmuskeln	91	1	12 Wdh.
Gesäßmuskeln	93	1	12 Wdh.

Stretching			
Oberschenkelmuskeln	102		
Oberschenkelmuskeln	103		
Wadenmuskeln	104		
Brustmuskeln	99		
Rückenmuskeln	98		
Gesäßmuskeln	101		
Schultermuskeln	95		
Armmuskeln	96		
Armmuskeln	97		
Bauchmuskeln	100		

Entspannung			
Durchatmen	106		
Verdrehung	107		
Diagonale	108		
Halbmond	109		
Päckchen	110		
Paradies	111		

Für Fortgeschrittene/5. und 6. Woche

Aufwärmen	Seite	Satz	Belastung
Marschieren	47	1	10 Wdh.
Kniebeugen	48	1	10 Wdh.
Schulternkreisen	49	1	10 Wdh.
Gewichtsverlagerung	50	1	10 Wdh.
Knieheben	51	1	10 Wdh.
Ferseaufstellen	52	1	10 Wdh.

Körpertraining			
Oberschenkelmuskeln	72	2	8 Wdh.
Oberschenkelmuskeln	74	2	8 Wdh.
Wadenmuskeln	77	2	8 Wdh.
Brustmuskeln	56	2	8 Wdh.
Rückenmuskeln	67	2	8 Wdh.

▌ **Körpertraining**	Seite	Satz	Belastung
Rückenmuskeln	69	2	8 Wdh.
seitliche Rumpfmuskeln	65	2	8 Wdh.
Gesäßmuskeln	71	2	8 Wdh.
Schultermuskeln	54	2	8 Wdh.
Schultermuskeln	55	2	8 Wdh.
Armmuskeln	59	2	8 Wdh.
Armmuskeln	60	2	8 Wdh.
Bauchmuskeln	63	2	8 Wdh.
Bauchmuskeln	61	2	8 Wdh.
Übungen mit Hanteln			
Brustmuskeln	82	1	15 Wdh.
Rückenmuskeln	83	1	15 Wdh.
Übungen mit Gelenkgewichten			
Oberschenkelmuskeln	86	1	15 Wdh.
Oberschenkelmuskeln	87	1	15 Wdh.

▌ **Stretching**	
Oberschenkelmuskeln	102
Oberschenkelmuskeln	103
Wadenmuskeln	104
Brustmuskeln	99
Rückenmuskeln	98
Gesäßmuskeln	101
Schultermuskeln	95
Armmuskeln	96
Armmuskeln	97
Bauchmuskeln	100

▌ **Entspannung**	
Durchatmen	106
Verdrehung	107
Diagonale	108
Halbmond	109
Päckchen	110
Paradies	111

▌ Für Fortgeschrittene/7. und 8. Woche

▌ **Aufwärmen**	Seite	Satz	Belastung
Marschieren	47	1	10 Wdh.
Kniebeugen	48	1	10 Wdh.
Schulternkreisen	49	1	10 Wdh.

Aufwärmen	Seite	Satz	Belastung
Gewichtsverlagerung	50	1	10 Wdh.
Knieheben	51	1	10 Wdh.
Ferseaufstellen	52	1	10 Wdh.

Körpertraining			
Oberschenkelmuskeln	76	2	10 Wdh.
Oberschenkelmuskeln	73	2	10 Wdh.
Wadenmuskeln	77	2	10 Wdh.
Brustmuskeln	57	2	10 Wdh.
Rückenmuskeln	68	2	10 Wdh.
Rückenmuskeln	67	2	10 Wdh.
seitliche Rumpfmuskeln	66	2	10 Wdh.
Gesäßmuskeln	70	2	10 Wdh.
Schultermuskeln	55	2	10 Wdh.
Schultermuskeln	54	2	10 Wdh.
Armmuskeln	60	2	10 Wdh.
Armmuskeln	58	2	10 Wdh.
Bauchmuskeln	64	2	10 Wdh.
Bauchmuskeln	62	2	10 Wdh.
Übungen mit Tube			
Rückenmuskeln	90	1	15 Wdh.
Oberschenkelmuskeln	91	1	15 Wdh.
Oberschenkelmuskeln	92	1	15 Wdh.
Gesäßmuskeln	93	1	15 Wdh.

Stretching	
Oberschenkelmuskeln	102
Oberschenkelmuskeln	103
Wadenmuskeln	104
Brustmuskeln	99
Rückenmuskeln	98
Gesäßmuskeln	101
Schultermuskeln	95
Armmuskeln	96
Armmuskeln	97
Bauchmuskeln	100

Entspannung	
Durchatmen	106
Verdrehung	107
Diagonale	108
Halbmond	109
Päckchen	110
Paradies	111

Für Erfahrene/1. und 2. Woche

Aufwärmen

	Seite	Satz	Belastung
Marschieren	47	1	12 Wdh.
Kniebeugen	48	1	12 Wdh.
Schulternkreisen	49	1	12 Wdh.
Gewichtsverlagerung	50	1	12 Wdh.
Knieheben	51	1	12 Wdh.
Ferseaufstellen	52	1	12 Wdh.

Körpertraining

	Seite	Satz	Belastung
Oberschenkelmuskeln	72	2	12 Wdh.
Oberschenkelmuskeln	74	2	12 Wdh.
Wadenmuskeln	77	2	12 Wdh.
Brustmuskeln	56	2	12 Wdh.
Rückenmuskeln	68	2	12 Wdh.
Rückenmuskeln	67	2	12 Wdh.
seitliche Rumpfmuskeln	65	2	12 Wdh.
Gesäßmuskeln	71	2	12 Wdh.
Schultermuskeln	54	2	12 Wdh.
Schultermuskeln	55	2	12 Wdh.
Armmuskeln	58	2	12 Wdh.
Armmuskeln	59	2	12 Wdh.
Bauchmuskeln	62	2	12 Wdh.
Bauchmuskeln	63	2	12 Wdh.
Übungen mit Hanteln			
Armmuskeln	80	2	8 Wdh.
Armmuskeln	81	2	8 Wdh.
Übungen mit Gelenkgewichten			
Bauchmuskeln	84	2	8 Wdh.
Oberschenkelmuskeln	85	2	8 Wdh.
Übungen mit Tube			
Schultermuskeln	88	2	8 Wdh.
Rückenmuskeln	90	2	8 Wdh.

Stretching

	Seite
Oberschenkelmuskeln	102
Oberschenkelmuskeln	103
Wadenmuskeln	104
Brustmuskeln	99
Rückenmuskeln	98
Gesäßmuskeln	101
Schultermuskeln	95
Armmuskeln	96
Armmuskeln	97
Bauchmuskeln	100

Für Erfahrene/3. und 4. Woche

▌ **Stretching**	Seite
Oberschenkelmuskeln	102
Oberschenkelmuskeln	103
Wadenmuskeln	104
Brustmuskeln	99
Rückenmuskeln	98
Gesäßmuskeln	101
Schultermuskeln	95
Armmuskeln	96
Armmuskeln	97
Bauchmuskeln	100

▌ **Entspannung**	
Durchatmen	106
Verdrehung	107
Diagonale	108
Halbmond	109
Päckchen	110
Paradies	111

▌ Für Erfahrene/5. und 6. Woche

▌ **Aufwärmen**	Seite	Satz	Belastung
Marschieren	47	1	12 Wdh.
Kniebeugen	48	1	12 Wdh.
Schulternkreisen	49	1	12 Wdh.
Gewichtsverlagerung	50	1	12 Wdh.
Knieheben	51	1	12 Wdh.
Ferseaufstellen	52	1	12 Wdh.

▌ **Körpertraining**			
Oberschenkelmuskeln	75	2	15 Wdh.
Oberschenkelmuskeln	76	2	15 Wdh.
Wadenmuskeln	77	2	15 Wdh.
Brustmuskeln	56	2	15 Wdh.
Rückenmuskeln	67	2	15 Wdh.
Rückenmuskeln	68	2	15 Wdh.
seitliche Rumpfmuskeln	65	2	15 Wdh.
Gesäßmuskeln	71	2	15 Wdh.
Schultermuskeln	54	2	15 Wdh.
Schultermuskeln	55	2	15 Wdh.
Armmuskeln	60	2	15 Wdh.
Armmuskeln	58	2	15 Wdh.

Körpertraining	Seite	Satz	Belastung
Bauchmuskeln	62	2	15 Wdh.
Bauchmuskeln	63	2	15 Wdh.
Übungen mit Hanteln			
Armmuskeln	80	2	10 Wdh.
Armmuskeln	81	2	10 Wdh.
Übungen mit Gelenkgewichten			
Bauchmuskeln	84	2	10 Wdh.
Oberschenkelmuskeln	85	2	10 Wdh.
Oberschenkelmuskeln	86	2	10 Wdh.
Übungen mit Tube			
Oberschenkelmuskeln	92	2	10 Wdh.
Gesäßmuskeln	93	2	10 Wdh.

Stretching	Seite		
Oberschenkelmuskeln	102		
Oberschenkelmuskeln	103		
Wadenmuskeln	104		
Brustmuskeln	99		
Rückenmuskeln	98		
Gesäßmuskeln	101		
Schultermuskeln	95		
Armmuskeln	96		
Armmuskeln	97		
Bauchmuskeln	100		

Entspannung	Seite		
Durchatmen	106		
Verdrehung	107		
Diagonale	108		
Halbmond	109		
Päckchen	110		
Paradies	111		

Für Erfahrene/7. und 8. Woche

Aufwärmen	Seite	Satz	Belastung
Marschieren	47	1	12 Wdh.
Kniebeugen	48	1	12 Wdh.
Schulternkreisen	49	1	12 Wdh.
Gewichtsverlagerung	50	1	12 Wdh.
Knieheben	51	1	12 Wdh.
Ferseaufstellen	52	1	12 Wdh.

▌ **Körpertraining**	Seite	Satz	Belastung
Oberschenkelmuskeln	76	2	15 Wdh.
Oberschenkelmuskeln	74	2	15 Wdh.
Wadenmuskeln	77	2	15 Wdh.
Brustmuskeln	57	2	15 Wdh.
Rückenmuskeln	69	2	15 Wdh.
Rückenmuskeln	67	2	15 Wdh.
seitliche Rumpfmuskeln	66	2	15 Wdh.
Gesäßmuskeln	70	2	15 Wdh.
Schultermuskeln	55	2	15 Wdh.
Schultermuskeln	54	2	15 Wdh.
Armmuskeln	59	2	15 Wdh.
Armmuskeln	58	2	15 Wdh.
Bauchmuskeln	61	2	15 Wdh.
Bauchmuskeln	64	2	15 Wdh.
Übungen mit Hanteln			
Brustmuskeln	82	2	10 Wdh.
Rückenmuskeln	83	2	10 Wdh.
Übungen mit Gelenkgewichten			
Oberschenkelmuskeln	85	2	10 Wdh.
Oberschenkelmuskeln	86	2	10 Wdh.
Oberschenkelmuskeln	87	2	10 Wdh.
Übungen mit Tube			
Schultermuskeln	88	2	10 Wdh.
Rückenmuskeln	90	2	10 Wdh.
Oberschenkelmuskeln	91	2	10 Wdh.

▌ **Stretching**			
Oberschenkelmuskeln	102		
Oberschenkelmuskeln	103		
Wadenmuskeln	104		
Brustmuskeln	99		
Rückenmuskeln	98		
Gesäßmuskeln	101		
Schultermuskeln	95		
Armmuskeln	96		
Armmuskeln	97		
Bauchmuskeln	100		

▌ **Entspannung**			
Durchatmen	106		
Verdrehung	107		
Diagonale	108		
Halbmond	109		
Päckchen	110		
Paradies	111		

Anhang

❙ Literaturhinweise

Albrecht, Karin: Stretching. Das Expertenhandbuch. Grundlagen für Trainer und Sportler, Heidelberg, 2001

Bauch, Busen, Po in Bestform, hg. vom Journal für die Frau, München, 2000

Delavier, Frederic: Muskel-Guide. Gezieltes Krafttraining. Anatomie, München, 2000

Engels, Tanja: Optimal trainieren. Für mehr Fitness und sportlichen Erfolg, München, 2000

Knebel, Karl-Peter: Funktionsgymnastik. Dehnen – Kräftigen – Entspannen, Reinbek bei Hamburg, 1992

Michaelis, Petra: Moderne funktionelle Gymnastik, Aachen, 2001

Mießner, Wolfgang: Richtig Body-Styling, München, 2002

Ockert, Gritt: Hantel-Training. Das Programm für zu Hause, Berlin, 2001

Ockert, Gritt: Stretch & Relax. Erfolgreich entspannen von Kopf bis Fuß, Berlin, 2002

Ockert, Gritt: Workout mit Tubes. Optimales Training für eine gute Figur, Berlin, 2002

Otto, Petra: Tu dir gut von Kopf bis Fuß. Sanfte Übungen, wohltuende Tips, Reinbek bei Hamburg, 1999

Quenzer, Erich/Nepper, Hans-Ulrich: Funktionelle Gymnastik. Grundlagen – Methoden – Übungen, Wiebelsheim, 2002

Schnabel, Günter u.a.: Trainingswissenschaft. Leistung – Training – Wettkampf, Berlin, 1997

Schnabel, Günter u.a.: Lexikon Sportwissenschaft. Leistung – Training – Wettkampf, Berlin, 1993

Schönegge, Heike: Richtig schöne Muskeln, München und Hamburg, 2000

Slomka, Gunda u.a.: Das neue Aerobic-Training, Aachen, 2002

Spring, Hans: Dehn- und Kräftigungsgymnastik. Stretching und dynamische Kräftigung, Stuttgart, 2001

Tittel, Kurt: Beschreibende und funktionelle Anatomie des Menschen, Jena, 1990

Wade, Jennifer: Personal Training – Fitness für ein neues Lebensgefühl, München, 1998

Herstellernachweis

Danskin und Rykä
Dancin' GmbH
Schnieringshof 12
45329 Essen
Telefon 02 01/83 44 80
www.danskin.de/www.ryka.de
(Bekleidung & Schuhe)

Alex Athletics
Theodor-Althoff-Str. 2
45133 Essen
Telefon 02 01/7 27 83 78
www.alex.de
(Hanteln & Gelenkgewichte)

Schmidt Sports
J.G. Karl Schmidt GmbH & Co.
Ober der Mühle 30
42602 Solingen
Telefon 02 12/22 24 20
www.schmidtsports.de
(Tubes)

DEHAG
Michael De Toia
Hermann-Seger-Str. 18-20
50226 Frechen
Telefon 0 22 34/2 76 93
www.dehag.de
(Gymnastikmatte)

Besten Dank allen, die an der Entstehung des Buches beteiligt waren. Ein besonderer Dank gilt den beiden Fotografen Thilo Schoch und Carsten Meissner von der Agentur Lichtbogen sowie der Aerobic-Trainerin Yvonne Kamenz, die als Modell zur Verfügung stand. Für das richtige Styling sorgte die Visagistin Sylke Klander. Bekleidung und Schuhe stellte die Firma Dancin' GmbH zur Verfügung, die Handgeräte sind von Alex Athletics und Schmidt Sports, die Gymnastikmatte ist von der Firma DEHAG.